K. BETOW

TRANSPLANTATIONEN VON TROMMELFELL UND GEHÖRKNÖCHELCHENKETTE

TRANSPLANTATIONEN VON TROMMELFELL UND GEHÖRKNÖCHELCHENKETTE

KLINISCHE ERFAHRUNGEN BEI DER VERWENDUNG VON HOMOIOTRANSPLANTATEN BEI TYMPANOPLASTIKEN

VON

PROFESSOR DR. K. BETOW

OBERARZT AN DER HALS-NASEN-OHREN-KLINIK
DER FREIEN UNIVERSITÄT BERLIN

MIT 83 ZUM GROSSEN TEIL MEHRFARBIGEN ABBILDUNGEN
UND 3 TABELLEN

WALTER DE GRUYTER & CO.

VORMALS G. J. GÖSCHEN'SCHE VERLAGSHANDLUNG · J. GUTTENTAG, VERLAGSBUCHHANDLUNG · GEORG REIMER · KARL J. TRÜBNER · VEIT & COMP.

BERLIN 1970

 — Archiv-Nr. 56 35 701 — Printed in Germany. Satz und Druck: Buchdruckerei Franz Spiller, Berlin 36 — Einband: W. Hanisch, Berlin-Zehlendorf

Vorbemerkung

Die Wiederherstellung einer wichtigen Sinnesfunktion, wie die des Auges oder Ohres, erlebt der Kranke als eine revolutionierende Änderung seiner bis zu diesem Zeitpunkt überaus beeinträchtigten Existenz. Kein Wunder, daß jeder Fortschritt auf diesem Gebiet besonders begrüßt wird und der Patient sich nach erfolgreicher Behandlung dem Arzt dankbar verbunden fühlt, ähnlich wie nach einem lebensrettenden Eingriff (ZÖLLNER).

Die Wiederherstellung des perforierten Trommelfells und der zerstörten Gehörknöchelkette und damit die Verbesserung der gestörten Hörfunktion bei chronischer Mittelohrentzündung gilt seit Jahrzehnten als vordringliche Aufgabe der Ohrenärzte.

Die Tympanoplastik hat sich in den letzten Jahren zu einer Standardoperation in der Otochirurgie entwickelt. Das Ziel dieser Methode ist die Wiederherstellung oder die Neubildung eines funktionstüchtigen Trommelfelles und einer leistungsfähigen Gehörknöchelchenkette. Das Interesse an diesen Problemen der Otologie ist groß, und dementsprechend sind Fragen in diesem Zusammenhang bereits in zahlreichen Publikationen und Referaten erörtert worden. Beim Studium des Schrifttums fallen jedoch unterschiedliche Beurteilungen grundsätzlicher Natur auf, die sowohl die Operationstechnik als auch die Art des Transplantatmaterials, das Verwendung finden soll, betreffen. Die Diskussion hierüber ist noch nicht abgeschlossen.

Wir haben eine geeignete Methode der Homoiotransplantation unter Verwendung von Material, bestehend aus Teilen der Gehörgangshaut, Trommelfell und Gehörknöchelchenkette erarbeitet. Der experimentelle Teil wurde am Kaninchen durchgeführt. Unsere Erfahrungen wurden bei der Tympanoplastik des menschlichen Ohres angewandt.

Diese Monographie ist nicht nur das erste Buch, sondern auch die erste Veröffentlichung über die Verpflanzung von Teilen der Gehörgangshaut zusammen mit dem Trommelfell und der Gehörknöchelkette. Dieses Werk ist die Arbeit mehrerer Jahre.

Durch die Verpflanzung haben wir eine Veränderung der Tympanoplastik Typ III, IV und V nach der Einteilung von WULLSTEIN erreicht und eine Wiederherstellung des normalen Mittelohres erzielt.

Die Anwendung unserer Methode vor allem in Fällen, bei denen Trommelfell und Gehörknöchelkette vollkommen fehlten und bei denen früher nur eine Tympanoplastik Typ IV durchgeführt werden konnte, hat sich besonders bewährt.

Die Arbeit wurde Ende 1967 im Manuskript abgeschlossen, so daß nur die bis zu diesem Zeitpunkt nach der beschriebenen Methode operierten Fälle erfaßt werden konnten. Bis heute wurden von uns Homoiotransplantationen in 141 Fällen durchgeführt.

Die Untersuchungen wurden in der Hals-Nasen-Ohren-Klinik der Humboldt-Universität, Berlin, begonnen. Für die Unterstützung, die mir dabei Frau Prof. Dr. KAISER-MEINHARDT, Direktor der Klinik, gewährte, danke ich. Ganz besonders gilt mein Dank Herrn Dr. KALLER, Chefarzt der Hals-Nasen-Ohren-Abteilung im Städt. Wenckebach-Krankenhaus, Berlin-Tempelhof, Herrn Dr. LÜDERS, Chefarzt des Pathologischen Institutes im Städt. Wenckebach-Krankenhaus, Berlin-Tempelhof, Herrn Prof. Dr. KÖHN, Chefarzt des Pathologischen Institutes im Städt. Krankenhaus Neukölln, Berlin-Buckow, und Herrn Dr. PILZ, Oberarzt im Waldkrankenhaus Berlin-Spandau. Für die Durchsicht des Manuskriptes danke ich Frau Dr. BERTRAM, Berlin 15.

1 Berlin 37
Januar 1970

K. BETOW

Inhaltsübersicht

I. Geschichte der Transplantation in der Mittelohrchirurgie

Die ersten Versuche hörverbessernder Operationen erfolgten vor mehr als 300 Jahren. Schwierige Bedingungen mußten von den ersten Pionieren in Kauf genommen werden, um entscheidende Erkenntnisse zu erlangen und erstaunliche therapeutische Erfolge zu erzielen. In einer Abhandlung beschreibt MARKUS BANZER 1640 eine Methode zur Deckung der Trommelfellperforation. RIOLAN der Jüngere empfahl im Jahre 1649 die Warzenfortsatzanbohrung in Fällen von Taubheit und Ohrensausen, um den „tumultierenden Geistern" einen Ausgang aus dem Ohr zu verschaffen. JASSER [bei 231, 232] bohrte den Warzenfortsatz an, um die Schwerhörigkeit günstig zu beeinflussen. KÖLPIN und COLLISSEN führten 1791 bei einem dänischen Baron wegen Hörstörung die Warzenfortsatzeröffnung durch. Zwölf Tage später starb dieser Patient; die Obduktion ergab eine kaum merkbare Perforation der Hirnhaut. Der unglückliche Ausgang dieser Operation entschied endgültig über die Unzweckmäßigkeit derartiger Maßnahmen, die nicht auf physiologisch akzeptablen Grundlagen beruhten.

Bald nach dem genauen anatomischen Studium des Mittel- und Innenohres und physiologischen Forschungen brachte die Hörtheorie von HELMHOLTZ in der Zeit zwischen 1840 und 1870 die Voraussetzungen, unter denen sich die moderne Lehre von den Hörstörungen entwickeln konnte. YEARSLEY berichtete 1848 zum erstenmal über die günstige Wirkung des künstlichen Trommelfelles. Gleichzeitig erwähnte ERHARDT in seiner Dissertation 1849 die Einführung des Wattekügelchens bis zum perforierten Trommelfell als hörverbesserndes Mittel. Der nächste Schritt zur Besserung von Mittelohrschwerhörigkeiten geht auf KESSEL zurück, der 1876 über die Durchtrennung des M. stapedius beim Menschen und über die Steigbügelextraktion bzw. der Columella bei Tieren berichtete.

Unbestreitbare Verdienste hatte BERTHOLD [42, 43], der als erster den Verschluß einer Trommelfellperforation mit lebendem, körpereigenem Material versuchte. Im Jahre 1878 berichtete BERTHOLD auf der Versammlung der Naturforscher über zwei von ihm behandelte Patienten, bei denen er eine Trommelfellperforation mit einem Hauttransplantat gedeckt hatte. Er nannte bereits damals den Eingriff „Myringoplastik". Zur Entepithelisierung des stehenden Trommelfellrandes setzte er ein kleines „engliches Pflaster" auf das Trommelfell. Drei Tage später wurde das Pflaster mit dem daran haftenden Epithel entfernt und das Transplantat wurde wie ein Uhrglas in den Falz des Gehäuses eingesetzt. Im Jahre 1884 erschien eine aus dem Englischen übersetzte Arbeit von TANGEMANN über eine erfolgreiche beiderseitige Trommelfellplastik. Um den pathologischen Prozeß im Mittelohr zu beseitigen, wurde im Jahre 1889 von KÜSTNER und BERGMANN bei Mittelohrentzündung die radikale Operation angeregt, die ZAUFAL 1890 und STACKE 1893 ausgearbeitet hatten. MATTE empfahl 1901 die Anlegung des Trommelfelles an den Stapes zur direkten Übertragung der Schallwellen auf das Innenohr. Um die langwierige Nachbehandlung bei der Radikaloperation zu vereinfachen und abzukürzen, kam der Gedanke auf, den Prozeß der sekundären Epithelisierung durch Transplantation von Epidermis zu erleichtern.

SIEBENMANN kleidete als erster 1893 die Radikaloperationshöhle mit Thiersch'schen Epidermistransplantaten aus. In kurzer Zeit erwarb sich diese Methode viele Anhänger. Um die zuweilen hartnäckige Sekretion aus dem tympanalen Tubenostium nach erfolgreicher Radikaloperation zu verhindern, haben im Jahre 1912 LAUROWITSCH und später KAHN [184, 185, 186], ROBIN [327, 328] u. a. das Tubenostium mit Thierschlappen abgedeckt. Neben den vielen Berichten über gute Erfolge, vornehmlich über die erhebliche Abkürzung der Nachbehandlung durch die Verwendung von Thierschtransplantaten, finden sich auch Autoren wie WERNER [426], SCHOETZ [348], WULLSTEIN [446, 447, 448, 449, 451], KLEY [196] und JANSEN [176], die von den Erfolgen der Thierschung nicht überzeugt sind. PREYSING [bei 231] hat die Auskleidung der Höhle mit frei transplantierter Vollhaut vorgenommen, wie es WOLFE und KRAUSE 1875 und 1895 vorgeschlagen hatten. O. MEYER transplantierte 1916 in einigen Fällen Vollhaut, jedoch ohne günstige Einheilungsergebnisse. Erst nachdem WULLSTEIN in seinen Arbeiten über erfolgreiche Einheilungen von freien Vollhauttransplantaten zum Ersatz des zerstörten Trommelfelles und zur Abdeckung des Knochens in der Operationshöhle (1952) berichtete, wurde diese Art der Transplantation bei der radikalen Operation von vielen anderen übernommen, BANDTLOW [20]. Zur Auskleidung der Radikaloperationshöhle wurden neben freien Hauttransplantaten schon früher gestielte Hautlappen verwendet, KRETZSCHMANN (1894), REINHARDT (1895), ALT (1903), MASCHER (1911), KAHN (1929).

Die Größe der Radikaloperationshöhle führt oft zu Schwierigkeiten in der Nachbehandlung. Um diese zu überwinden, hat LETAND 1912 eine Verkleinerung der Höhle durch einen gestielten Periostlappen vorgeschlagen. BLUMENTHAL berichtete 1920 über die Verwendungsmöglichkeit des Periostlappens. ADAMS und FALK versuchten 1942, die Operationshöhle mit Fascie bzw. Amnion auszukleiden. NEUMANN und OJALA transplantierten 1949 gestielte Muskel-Periostlappen zur Verkleinerung der Operationshöhle. GIMENETZ, PIQUET, CADARIO u. a. haben 1957 Fettgewebe transplantiert und SECANDI [360] deckte dieses Transplantat mit einem freien Vollhauttransplantat. Außerdem wurde die Stapesmobilisation in großem Umfange durchgeführt. BOUCHERON und MIOT berichteten schon 1890 über 200 solcher Operationen. JACK teilte 1892 beträchtliche Hörverbesserungen durch Entfernung des Steigbügels mit, die PASSOW [287, 288, 289] durch Eröffnung der Labyrinthwand erzielen konnte. Später wurde die Fenestration des lateralen Bogenganges von JENKINS [178] u. a. empfohlen, wobei das eröffnete Pneumatisationssystem mit Thierschlappen abgedeckt wurde. BANDTLOW und CORNELLI [20] haben gezeigt, daß durch die Entfernung der Stapesfußplatte das Innenrohr nicht geschädigt zu werden braucht. Bei der neuesten Technik der Stapedektomie wird angestrebt, den Stapes zusammen mit der Fußplatte zu entfernen und das ovale Fenster mit Venen- oder Bindegewebe zu verschließen und die Gehörknöchelchenkette durch passenden Ersatz aus Kunststoff oder Tantaldraht wieder herzustellen.

Bei jeder Mittelohroperation soll nicht nur das Gehör erhalten, sondern — wenn dies notwendig und irgend möglich ist — auch verbessert werden.

RAMBO [314, 315, 316] und LEMPERT [213, 214] sehen die Narbenbildung über dem ovalen Fenster als Hauptursache der Schwerhörigkeit an und führten ebenfalls Bogengangsfensterungen durch, wobei gleichzeitig die Paukenhöhle mit gestielten Lappen aus Gehörgangshaut gedeckt wurde. In Polen hatte MIODONSKI [249, 250] den Columella-Effekt durch Verbindung des Trommelfelles mit dem Steigbügel entdeckt. Von 1949 bis 1952 haben besonders deutsche Autoren entscheidend zur Entwicklung der Tympanoplastik beigetragen. WULLSTEIN und ZÖLLNER berichteten 1953 über ein System zur Diagnostik der pathologischen Veränderungen am Schalleitungsapparat und über die individuell erforderlichen Operationstypen.

Um Heilungsstörungen der Vollhaut in der Operationshöhle zu begegnen, hat UNTERBERGER 1955 eine Doppellappenplastik empfohlen. Dem Spalthauttransplantat über dem Knochen der Operationshöhle unterlegte er Fasciengewebe des M. rectus abdominis oder Fascia lata, später ging er dazu über, auch das Vollhauttransplantat zu unterfüttern. Transplantatkombinationen wurden bei der Tympanoplastik schon früher angewendet. So unterlegte WULLSTEIN 1952 dem Vollhauttransplantat Amnion, das als Platzhalter dienen sollte, bis es zur Überwachsung der Transplantatunterseite durch die Mittelohrschleimhaut gekommen war. Später ging er wie ZÖLLNER [482] zur Verwendung von Lippen- und Kieferhöhlenschleimhaut über. Der Zweck dieser Gewebskombinationen besteht vornehmlich in der Vermeidung von Verwachsungen zwischen dem Transplantat und der medialen Paukenhöhlenwand. Dasselbe Ziel verfolgt WILLEMS [427], der unter einen retroaurikulären Hautlappen Lippenschleimhaut oder Venengewebe implantiert und dann in einer zweiten Operationsphase dieses Doppeltransplantat zur Abdeckung der Pauke verwendet. In der Vorstellung, durch Kontraktionen des neugebildeten Trommelfelles im Sinne eines Pumpmechanismus die Belüftung der Paukenhöhle sicherzustellen, bildete RAMBO [314, 315, 316] einen Schwenklappen aus M. temporalis, mit dem die Paukenhöhle abgedeckt wird. Die Epithelschicht wird von einem gestielten Hautlappen oder einem Thierschlappen zur Verfügung gestellt. Einen retroaurikulären oder gestielten Lappen, der in seinem distalen Anteil Fasern des M. sternocleidomastoideus enthält, legten KANTOV und TARAJUSK [188] über die Pauke. FRENCKNER hat 1955 den gestielten Gehörgangslappen zum plastischen Verschluß von Trommelfellperforationen erneut aufgegriffen — BANDTLOW [20]. BURIAN [70, 71, 72, 73, 74] und HARTENAU [149] haben konserviertes homoioplastisches Hautmaterial zur Deckung der Paukenhöhle und Operationshöhle vorgeschlagen. Auf Grund ihrer Erfahrung lassen sich keine wesentlichen Unterschiede bei konservierten Homoiotransplantaten gegenüber frischen Autotransplantaten im Hinblick auf Aufnahme, Heilverlauf und Auftreten von Sekundärperforationen feststellen. Konservierte Fremdtransplantate zeigten sogar bessere Ergebnisse. HALL, LARGER u. a. haben 1958 Wangenschleimhaut zur Deckung der Paukenhöhle benutzt, HOLEWINSKI [163] und FORMAN [111] empfehlen Cornea als Transplantatmaterial zum Verschluß einer Trommelfellperforation. AGAZZI [5], CLAROS-DOMENECK [82, 83, 84, 85], BOCCA, CIS und ZERNOTTI [55] haben vorgeschlagen, Periost zu verwenden. Der an der vorderen, inneren Tibiafläche entnommene Lappen wird auf die Trommelfellreste bzw. auf die Gehörknöchelchenkette aufgelagert. Bei totalem Trommelfelldefekt läßt sich mit dem nach innen geklappten Teil der vom Knochen abgelösten Gehörgangshaut eine gute Unterlage für den dermo-periostalen Lappen bilden. Die dahinter liegenden Hohlräume lassen sich durch Gelatineschwamm erhalten. Der dermo-periostale Lappen bietet bessere funktionelle Ergebnisse als der reine Periostlappen. PLESTER und NYSTEN haben 1959 frei verpflanzte Gehörgangshaut verwendet und diese Technik zur Gewinnung größerer Hautstücke weiter ausgebaut. Da dieses Material nicht zur Auslegung der Mastoidhöhle reicht, muß deren spontane Epithelisierung abgewartet werden. — Hat man in Fällen von Tympanosklerose Bedarf an transplantabler Schleimhaut, so könne diese gewöhnlich von der Tubenmündung gewonnen werden. Nach eingehenden mikroskopischen Studien von freien Hauttransplantaten in der Mittelohrchirurgie ist KLEY [196] ebenfalls zur Methode nach UNTERBERGER [406, 407, 408] übergegangen. KLEY berichtet 1963, daß die Erfahrungen bei nahezu 200 Patienten gezeigt haben, daß diese Doppellappenplastik tatsächlich wesentlich widerstandsfähiger ist als das ausschließliche Hauttransplantat und daß das zweischichtige Transplantat keineswegs schlechtere Einheilungstendenzen zeigt als das einschichtige. LINK [222] sprach sich für Coriumlappen aus. PREOBRASCHENSKI und SPASSOW-BETOW haben 1960 konservierte Dura vorgeschlagen. SHEA sowie SCHUKNECHT, MANFORD und OLEKSINK haben 1960 über gute Erfolge bei der Verwendung von Venengewebe berichtet. HEERMANN [152] verschloß den Trommelfelldefekt mit Fascia temporalis. 1961 hat BIRCH als Ersatz des Trommelfelles Bauchfell vorgeschlagen. 1963 berichtete TROMBETTA über gute Resultate bei der Tympanoplastik durch die Verwendung von Pericard.

II. Literaturstudium über Vorgänge bei der Einheilung verschiedener Transplantationsmaterialien

1. Aufgaben eines zum Trommelfellersatz verwendeten Gewebes

Das zum Ersatz des zerstörten Trommelfelles ausgewählte Gewebe soll dem natürlichen Trommelfell in morphologischer und funktioneller Hinsicht möglichst ähnlich sein. In Anlehnung an den Aufbau des natürlichen Trommelfelles sollte auch das Transplantat dessen Dreischichtigkeit aufweisen: eine äußere Plattenepithelschicht, eine kollagene Faserschicht und eine innere Schleimhautbedeckung. Weiterhin sollte es hinsichtlich seiner Dicke, seiner Konsistenz und inneren Spannung dem natürlichen Trommelfell so weit nahe kommen, daß es dessen Funktion möglichst gleichwertig erfüllen kann. Es soll sich ferner im engen und tiefen Operationsgebiet des Mittelohres mühelos handhaben lassen und es muß geeignet sein, ohne Einbuße seiner Eigenschaften zuverlässig über dem Hohlraum der Paukenhöhle einzuheilen. Schließlich sollte es auf die Dauer, d. h. über Jahre hinaus, keine Veränderungen in seinem geweblichen Aufbau zeigen, die zu Störungen der Funktion oder zu pathologischen Gewebsreaktionen führen müßten.

Als besonders geeignet, die genannten Kriterien zu erfüllen, erschien WULLSTEIN [444] das retroaurikulär, beiderseits der Umschlagfalte der Ohrmuschel entnommene Vollhauttransplantat. WULLSTEIN [444] ist es als erstem gelungen, ein Vollhauttransplantat über der Paukenhöhle als Ersatz des Trommelfelles sicher und mit funktionellem Erfolg zur Einheilung zu bringen. Früher waren derartige Versuche gescheitert.

2. Vorgänge und Störungen bei der Einheilung von Vollhauttransplantaten

Kurze Zeit nach der Verpflanzung kommt es oft zu erstaunlich festen Verklebungen des Transplantates am Wundboden der Empfangsstelle – MARCHAND [227], LEXER [218]. Diese Verklebung erfolgt durch die Ausfällung des Fibrins aus dem zwischen beiden Wundflächen befindlichen Plasma. Bei der Einheilung eines Transplantates sind zwei Phasen der Ernährung zu unterscheiden, die Ernährung durch Diffusion von Säften aus dem Wirtsgewebe – die plasmatische Zirkulation – und die Ernährung durch den Blutstrom nach Einsetzen der Revaskularisation. Die plasmatische Zirkulation, die Diffusion von Gewebssaft in das Transplantat kommt in den ersten Stunden nach der Transplantation rasch in Gang. – PADGETT [282], CONWAY [90] und Mitarbeiter. Die Kapillaren erweitern sich und verstärkte Exsudation setzt ein. Nach HYNES [173, 174] vollzieht sich diese Exsudation möglicherweise unter der Wirkung einer aus dem verpflanzten Gewebe austretenden histaminartigen Verbindung. Nach ANDINA [10, 11] kommt diese gefäßfreie Ernährung nur der Epidermis zugute, während das Überleben der Cutis von schnell einsetzender Gefäßversorgung abhängig ist.

Die wichtigste Frage bei Transplantationen jeder Art ist die, ob das überpflanzte Gewebe unverändert erhalten bleibt oder resorbiert und durch Gewebe aus der Umgebung ersetzt wird. PEER [291, 292] hat nachweisen können, daß die Zellen des freitransplantierten Gewebes erhalten bleiben, wenn sie unversehrt in eine günstige Umgebung implantiert werden. Nach THIERSCH [399], KRAUSE [204], ENDERLEN [104], MARCHAND [227], LEXER [218], ANDINA [10, 11] u. a. erfolgt die Abstoßung des Epithels am 2. Tag nach der Transplantation. Die gesamte Epitheldecke lockert sich und hebt sich vom Papillarkörper ab. Schon am 6. Tag nach der Transplantation kann sich unter der noch vorhandenen, aber schon abgestorbenen Epidermis eine neue Epithelschicht gebildet haben — THIERSCH [399], KRAUSE [204], ENDERLEN [104]. Meist ist aber die Epithelisierung erst am 20. Tag abgeschlossen, nachdem bis zum 17. Tag die Desquamation erfolgte. Bei unzureichender Ernährung entsteht unter der Epidermis eine blutig-seröse Flüssigkeitsansammlung, die die Epidermis völlig von der Cutis löst. Die Re-Epithelisierung kann sich dann nach ZOLTÁN [488] wochenlang hinziehen. Der Kontakt zwischen dem Transplantationsbett und dem Transplantat wird zunächst durch ein serös-fibrinöses Exsudat, aus dem sich in kürzester Zeit ein Fibrinnetz bildet und zur Verklebung führt, hergestellt. Je glatter die Unterfläche des verpflanzten Gewebes, desto dünner ist die Fibrinschicht und um so rascher und sicherer kommt es zur Verbindung der Gefäße und zum Einsprießen der Kapillaren. In den ersten Tagen nach der Transplantation herrschen im Transplantat degenerative Vorgänge vor. Die Kerne der Basalzellschicht sind geschrumpft und verstärkt anfärbbar, die oberflächlichen Epidermiszellen weisen große, blasige Kerne auf, die Hornschicht löst sich ab. Die Lederhaut ist ödematös durchtränkt, weist Leukozyteninfiltration auf, die Bindegewebszellen sind vermehrt anfärbbar und teilweise geschrumpft. Die Bindegewebsfasern sind aufgelockert und gequollen. Die Kerne der Gefäßendothelien sind geschrumpft und deutlich dunkler anfärbbar — ANDINA [10, 11]. Gleichzeitig mit diesen regressiven Veränderungen beginnen regenerative Vorgänge abzulaufen, wobei auch hyperplastische Erscheinungen beobachtet werden. Es kommt zur Epithelneubildung an den Defekträndern, den stehengebliebenen Epithelinseln, an den Drüsenausführungsgängen sowie an den Haarzwiebeln. Am 6. Tag werden Fibroblasten und Histiozyten sowie neugebildete Gefäße beobachtet. Ab 9. Tag sind die entzündlichen Reaktionen weitgehend abgeklungen, nekrotische Bezirke haben sich abgestoßen, die Epitheldecke ist meist intakt. Nach ANDINA [10, 11] ist die endgültige Einheilung des Vollhauttransplantates unter günstigen Umständen nach 5 Wochen zu erwarten. Dagegen meint ENDERLEN [104], daß die Einheilung erst nach einem Jahr abgeschlossen ist. Die Wiederherstellung der Sensibilität beginnt nach BANDTLOW [20] etwa nach 6 Wochen von den Defekträndern her. Die Dicke eines Transplantates spielt eine beachtliche Rolle bei der An- und Einheilung. LEXER [218], SCHUCHARDT [351, 352] und SCHÄFER [337, 338, 339, 340, 341] konnten zeigen, daß eine kritische Verpflanzungsdicke existiert, die bei der menschlichen Haut bei 700 μ, beim Kaninchen bei 800 μ liegt. Ist das Hautstück dicker, so sinkt die Einheilungsquote rapide ab. Die Ursache für das Vorhandensein der kritischen Verpflanzungsdicke sieht SCHÄFER [341] im Diffusionsgefälle des Sauerstoffes im Transplantat.

Die Ernährung des Vollhauttransplantates basiert in den ersten Stunden auf extravasaler Zirkulation. GUILFORD [132, 133, 134, 135, 136] und WRIGHT [440, 441] stellten durch histologische Untersuchungen fest, daß nur dem Wirtsgewebe aufliegende Transplantatteile durch plasmatische Zirkulation versorgt werden, während der zentral freischwebende Transplantatbezirk allein durch den Blutstrom ernährt werden kann. ZÖLLNER [476] nimmt an, daß die neue Gefäßversorgung des Vollhauttransplantates über der Paukenhöhle nach 3 Wochen abgeschlossen ist. Bis zu diesem Zeitpunkt müsse das Transplantat in einer feuchten Kammer gehalten werden, um zu überleben. Die Untersuchungen BANDTLOWS [20] an menschlichen Vollhauttransplantaten zur Frage der Blutversorgung zeigten durch Darstellung der Kapillaren mit Hilfe der alkalischen Phosphatase-Reaktion eine deutliche Zunahme der Phosphataseaktivität der vermehrten Kapillaren in einem 12 Tage alten Transplantat. Nach völliger Abheilung und Anpassung des verpflanzten Gewebes kam es wieder zur Abnahme ihrer Anzahl und gleichzeitig der Phosphataseaktivität, die dann der normalen Haut entsprachen.

Die Erfahrungen bei der Tympanoplastik haben gezeigt, daß das freie Hauttransplantat als Ersatz des zerstörten Trommelfelles nicht in allen Fällen die gestellten Erwartungen erfüllt. Schon im Frühstadium, aber auch erst nach Monaten und Jahren, unterliegt es störenden Veränderungen, die letztlich zu einem Mißerfolg führen können. Im Frühstadium kann es durch Infektionen wie z. B. durch akute Exacerbation der operierten chronischen Otitis media und durch intercurrente Infekte zur mehr oder weniger ausgedehntenTransplantatnekrose kommen. Auch allergische und immunologische Reaktionen sind nach SCHMIDT [347] und ANDINA [10, 11] bisweilen die Ursache von Nekrosen, außerdem können diese durch Ernährungsstörungen entstehen. Von THIERSCH [399], BRAUN [65, 66], ENDERLEN [104], HENLE [bei 20], MARCHAND [227], LEXER [218], ANDINA [10, 11] u. a. wurde bei der Transplantation von Vollhaut auf eine Gewebsunterlage vom 2. Tag an die Abstoßung der oberflächlichen Epidermisschichten, die Desquamation, beschrieben. Die Reepithelisierung erfolgt von den Epithelien der verbliebenen Hautanhangsgebilde und von zwischen den Papillen erhaltenen Epithelzellinseln aus.

Unterschiedliches Verhalten der Epidermis zeigen Vollhauttransplantate über dem Mittelohr. So fand BURIAN [70, 71, 72, 73, 74] am 9. Tag die Epidermis einschließlich des Stratum germinativum vom Corium völlig abgehoben, die Zellkerne waren nicht mehr anfärbbar. Im Tierversuch sah MAYER [236, 237] das Vollhauttransplantat nach vier Wochen durch Narbengewebe ersetzt. Nach Auffassung beider Autoren erfolgt die Reepithelisierung von der Epidermis der Gehörgangshaut aus. Nach NICELLI [267, 268] und TESCO [267] wird das Vollhauttransplantat innerhalb von 4 Wochen in Granulationsgewebe umgewandelt, das sich erst nach ca. 8 Monaten epithelisiert. Andererseits wurde von KLEY [195], TIEDEMANN [402] u. a. beobachtet, daß sich nur die oberflächlichen Epidermisschichten abstoßen, das Stratum germinativum aber erhalten bleibt und von dieser Schicht die Reepithelisierung erfolgt. Die Hautanhangsgebilde sehen BURIAN [70], MAYER [236, 237], NICELLI und TESCO [267] immer zugrundegehen, während BEICKERT [30, 31], NEGRI [262, 263, 264] und BANDTLOW [20] auch in den Jahren nach der Transplantation bei untersuchten Vollhauttransplantaten Haarfollikel und Haarbalgdrüsen antrafen. ZÖLLNER und BEICKERT [31] wiesen in Transplantaten, deren Verpflanzung schon mehrere Jahre zurücklag, Epithelzysten nach, die durch zunehmende Vergrößerung zur Zerstörung des Transplantates geführt hatten. Sie bezeichneten sie als „Lappencholesteatome". BANDTLOW [20] schlägt im Interesse einer einheitlichen Nomenklatur den Ausdruck „Transplantatcholesteatom" vor. ZÖLLNER und BEICKERT [31] glauben, daß die Transplantatcholesteatome aus kryptenförmigen Epitheleinsenkungen oder Follikelzysten der Haarbälge entstehen. KLEY [195] konnte die Entwicklung aus angeschnittenen Haarbälgen (Mikroperforationen) und aus Talgdrüsen nachweisen. BURIAN [70, 71, 72, 73, 74] fand bei der sekundären Epithelisierung des von Granulationsgewebe durchsetzten Coriums des Vollhauttransplantates zahlreiche Epithelzysten und Hornperlen bei oftmals breitem Epidermissaum. Die vom Rande einwachsende Epidermis zeigte ein „unruhiges“ Bild, war deutlich höher, wobei fingerförmige Epidermiszapfen in das Corium eingewachsen waren. Auch MAYER [236, 237] sah in 4 Monate alten Vollhauttransplantaten die Hornschicht verdickt, das Stratum spinosum verbreitert und die Papillen auffallend hoch. KLEY [195] beobachtete neben gut eingeheilten Vollhauttransplantaten mit normaler Epidermisdicke und gut ausgebildeten Papillen mitunter Transplantate, die bei erheblicher Verdickung der Epidermis auch zu stark vermehrter Proliferation und Abschuppung neigten, so daß Operationshöhlen in kurzer Zeit von Epithelschuppen ausgefüllt waren und einer häufigen Reinigung bedurften.

Diese unterschiedlichen Reaktionen in der Dauerheilung von transplantierter Haut als Trommelfellersatz oder als Auskleidung der Operationshöhle tragen dazu bei, daß frei verpflanzte Haut im Laufe der Jahre atrophisch werden kann und daß entzündliche Veränderungen im Sinne einer Dermatitis zu Rezidivperforationen führen können. Auch von den Hautanhangsgebilden aus können Transplantate zerstört oder perforiert werden, wie UNTERBERGER [406, 407, 408], BURIAN [70, 71], KLEY [195], ZÖLLNER [477, 478, 479, 480], BEICKERT [31], BANDTLOW [20] u. a. berichtet haben.

3. Homoiotransplantate

a) Konservierung

Während das autoplastische Transplantat im allgemeinen sofort verpflanzt wird, ist es beim homoioplastischen Transplantat notwendig, dieses bis zum Zeitpunkt der Einpflanzung zu konservieren. Ziel der Konservierung ist es, das Gewebe vor der Zersetzung zu bewahren, wobei das Transplantat nicht zu stark verändert werden soll, erstrebenswert dabei ist jedoch der Verlust der antigenen Eigenschaften. Man unterscheidet eine Konservierung unter Erhaltung der Vitalität von einer Konservierung, bei der das Transplantatgewebe durch Anwendung von Kälte oder chemischer Mittel abstirbt. KREDEL und ROBERTS haben 1935 eine Methode der Vitalfärbung von Geweben beschrieben. Eine andere Möglichkeit zur Beurteilung der Vitalität bietet die Autoradiographie nach Einbau von radioaktivem Schwefel in die Zellen. DZIEWIATKOWSKI, BENESCH, BOSTRÖM und MANSSON, BELANGER, DAVIS und YOUNG, WYBURN und BOESICH, RING u. a. zeigten, daß lebende Knorpelzellen in verstärktem Maße markierten Schwefel aufnehmen. Alle Autoren fanden, daß die Anreicherung von S^{35} nur in vitalen Zellen, nicht dagegen in toten Zellen stattfindet — KRÜGER [207].

Bei der Konservierung der Homoiotransplantate sind die unterschiedlichsten Methoden beschrieben worden. MICHELSON [247], O'CONNOR [272], VINOGRADOVA [416], BRACHMANN [63], HAGERTY [140], CALHORN, LEE und CULTINO [bei 207], LIMBERG [220], FIALA, HEROUT und KLEN [110] u. a. halten ihre Konserven bei Temperaturen, die oberhalb des Gefrierpunktes zwischen 0° und + 4° C liegen. Weniger einheitlich sind die Lösungen, die für die Aufbewahrung angegeben werden. Ringerlösung eignet sich gut zur kurzfristigen Aufbewahrung von Geweben. Sie enthält keine organischen Nährstoffe und bietet daher auch keinen guten Nährboden für Bakterien. GIBSON [123], DAVIS [98], SPASSOW-BETOW [379], KRÜGER [207] u. a. verwenden Ringerlösung mit einem Antibiotikazusatz. FIALA, HEROUT und KLEN [110] versetzen sie mit 5% Glukoselösung. Aufgrund seiner Untersuchungen stellte KRÜGER [207] fest, daß eine Konservierung von frischem Knorpelgewebe in Ringerlösung bei + 3° C unter Erhaltung einer ausreichenden Vitalität etwa 14 Tage möglich ist.

Plasma enthält im Gegensatz zur Ringerlösung organische Nährstoffe. Die Plasmakonservierung bietet also den Vorteil, daß die Nährstoffe aus der Konservierungsflüssigkeit aufgenommen werden können, dem steht der Nachteil des besseren Nährbodens für Bakterien gegenüber. HAGERTY [140], CALHORN, LEE und CULTINO [bei 207] fanden bei experimenteller Konservierung in Plasma mit Penizillin- und Streptomyzinzusatz nach 10 Tagen noch 55 % lebende Zellen, nach 50 Tagen keine Vitalität mehr.

Die Luftkonservierung muß in einer feuchten Kammer erfolgen, um ein Austrocknen der Transplantate zu verhindern. Die Konservierungsflaschen müssen luftdicht verschlossen sein, damit im Kühlschrank keine Flüssigkeit verdampfen kann. Gegenüber der Aufbewahrung in Ringerlösung besteht der Vorteil, daß keine Nährstoffe aus dem Gewebe in die Konservierungsflüssigkeit diffundieren können. HAGERTY [140], CALHORN, LEE und CULTINO [bei 207] haben diese Methode erstmals beschrieben. Sie fanden nach einem Monat noch 80 % vitale Zellen und erst nach drei Monaten ein vollständiges Erlöschen der Vitalität. Die genannten Autoren halten diese Methode der Konservierung für die beste und empfehlen sie für den klinischen Gebrauch. KRÜGER [207] sah bei vergleichenden Untersuchungen keine signifikanten Unterschiede gegenüber der Konservierung in Ringerlösung.

Die Erhaltung der Vitalität der Zellen kann bei Tiefkühlkonservierung nur für kurze Zeit erfolgen. KRÜGER [207] schließt aus seinen Untersuchungen, daß die Zellen unterhalb des Gefrierpunktes absterben. POLGE [303], SMITH [374, 375] und PARKES [bei 207], BILLINGHAM [37] und MEDAWAR [241, 242, 243] u. a. stellten fest, daß Glycerin lebende Zellen beim Einfrieren schützt. ALEXANDER [7] und GIBSON [123] konnten allerdings nach langsamem Einfrieren und Auftauen in 15 % Glycerin mit Hilfe der Autoradiographie keine vitalen Zellen mehr nachweisen. KRÜGER [207] schreibt nach seinen Untersuchungen, daß eine Konservierung von Knorpelgewebe bei Temperaturen unterhalb des Gefrierpunktes nicht möglich ist, ohne daß dabei die Vitalität der Chondrozyten verlorengeht.

Bedeutend einfacher und weniger problematisch ist die Konservierung, wenn auf die Vitalität des Gewebes verzichtet werden kann. Es können chemische Konservierungsmittel und Tiefkühlung angewandt werden, wodurch eine wesentlich längere Aufbewahrungsdauer des Transplantatgewebes möglich ist. Daneben wird die Gefahr eines Bakterienwachstums während der Konservierung verringert. Man kann die Transplantate im Rahmen einer routinemäßig durchgeführten klinischen Sektion gewinnen. Die Aufbewahrung erfolgt bei −20° C bis −30° C oder auch bei noch tieferen Temperaturen. BETZEL und SCHILLING [44] haben tiefgekühlte Späne, die bei −27° C aufbewahrt wurden, in bestimmten Zeitabständen histologisch untersucht und fanden eine gute Kernfärbung der Chondrocyten, die nach 55 Tagen geringer wurde und nach 90 Tagen weitgehend aufgehoben war. Die Autoren deuten dies als Zeichen zunehmender Degeneration und halten das Gewebe unter Tiefkühlung nicht für unbegrenzt haltbar. Ähnliche Ergebnisse erzielte RIEES [325]. Er sah bei längerer Konservierung des Gewebes bei −22° C zunehmende regressive Veränderungen. Bei tiefen Temperaturen ist ein Bakterienwachstum nicht möglich, wohl aber können eine Reihe von pathogenen Keimen über längere Zeit ohne Schaden überdauern. Es ist also auch notwendig, die Transplantate vor oder nach der Konservierung zu sterilisieren. Viele Autoren schlagen deshalb eine Entnahme des Transplantatmaterials unter aseptischen Bedingungen vor und empfehlen dann eine Aufbewahrung in Merthiolate-Lösung, einer Quecksilberverbindung, die zuerst von O'CONNOR und

Rieree 1938 angegeben wurde. Löle [bei 207] entnimmt Späne von Leichen bis zu sechs Stunden post mortem unter sterilen Kautelen und bewahrt sie nach Entfernung des Perichondriums in sterilen Gläsern bei −27° C auf. Limberg [220] friert seine Transplantate zunächst auf −76° C und −183° C ein, um sie dann bei −25° C aufzubewahren. Zurbuchen, Held und Spirgi [489] entnehmen die Knorpelspäne ohne Asepsis, sterilisieren sie anschließend in 1 % Betapropiolaktone und frieren sie dann in sterilen Gläsern auf −70° C in einem Gemisch von Kohlensäureschnee und Aceton ein. Anschließend wird das Gewebe lyophilisiert, luftdicht abgeschlossen und bei Zimmertemperatur aufbewahrt. Vor der Verwendung erfolgt die Rehydrierung durch Zugabe einer physiologischen Lösung mit Zusatz eines Antibiotikums.

Krüger [207] hat die Knorpelkonserven, die nicht innerhalb der vorgesehenen Zeit verpflanzt wurden, bei −30° C aufbewahrt und verzichtete somit auf die Vitalität. Die Transplantate werden zu diesem Zweck aus der Ringerlösung herausgenommen, in neue, sterile Gläser gegeben, mit flüssigem Paraffin übergossen und so in der Tiefkühltruhe eingefroren. Neben der Konservierung in Paraffin hat sich nach Krüger [207] auch das Einfrieren in lufthaltigen Gläsern ohne irgendeinen Flüssigkeitszusatz bewährt.

Für die Sterilisation von biologischem Material wurde von Le Grippo, Burges, Teodoro und Fleming [bei 224] das Betapropiolactone empfohlen. Das Gewebe wird 2—3 Std. in einer 1%igen Lösung von Betapropiolactone in einer 0,2 molaren Sodalösung bei 37° C sterilisiert. Die Transplantate werden anschließend gewaschen und steril bei tiefen Temperaturen aufbewahrt. Lynch, Asbury, Dingman [225] und Graber [131] setzen Rippenknorpel zum Zwecke der Sterilisation in Gläsern mit Ringerlösung einer 15stündigen Kobaltbestrahlung aus. Marquet [226] und Harrison [148] stellten fest, daß bestrahlter menschlicher Knorpel in seiner Struktur nicht wesentlich verändert wird. Snyder, Wardlan und Kelly [bei 207] berichten über die Sterilisation mit Aethylen-Oxyd. Sie verpackten Knorpelspäne in Plastikbeutel und setzten sie 2—4 Stunden lang der Einwirkung von Aethylen-Oxyd aus. Die Transplantate bleiben steril bis zu ihrer Verwendung. Um einer Autolyse vorzubeugen, wird die Aufbewahrung im Kühlschrank empfohlen.

b) Verminderung der antigenen Eigenschaften

Da frische homoioplastische Transplantate antigene Eigenschaften haben, stellt sich die Frage, ob diese durch eine geeignete Konservierung vermindert werden können. Siebert [368] fand am Kaninchen und Meerschweinchen, daß Homoiotransplantate, die 30 Minuten lang auf + 47° C erhitzt worden waren, keine lymphozytäre Reaktion im Transplantatbett auslösten. Darley [bei 207] bewies, daß Abkühlung auf −70° C bei homoioplastischen Transplantaten am Kaninchen den gleichen günstigen Effekt zeigte. Billingham, Brent und Medawar [37] machen für die Antigen-Antikörper-Reaktion bei Homoiotransplantaten die Desoxyribonucleoproteine, die in den Zellkernen enthalten sind, als Antigene verantwortlich. Die Inaktivierung dieser Antigene ist durch Konservierung, Frieren, Auftauen, Erhitzen auf + 48,5° C für 20 Minuten und Zusatz von Desoxyribonuclease möglich. Khvorostukhin [bei 207] zeigte tierexperimentell am Kaninchen, daß homoioplastischer Knorpel seine antigenen Eigenschaften nach einwöchiger Aufbewahrung bei 0° C verringert. Craigmyle [bei 207] fand ebenfalls am Kaninchen, daß frischer Rippenknorpel, einige Minuten im Wasserbad gekocht, bei der Transplantation besser vertragen wurde als frisches Gewebe. Er ist der Meinung, daß die Zellen teilweise das Erhitzen überleben.

c) *Konserviertes Material als Ersatz für Trommelfell und Gehörknöchelchenkette – Histologie der Einheilungsvorgänge*

Von den angeführten Möglichkeiten zur Verringerung der antigenen Eigenschaften homoioplastischer Transplantate scheint uns zunächst nur die von KHVOROSTUKHIN [bei 207] angegebene Methode von Bedeutung zu sein, wenn die Vitalität der Knorpelzellen nicht leiden soll.

Vor der klinischen Verwendung von Hauthomoiotransplantaten hat BURIAN [69, 70, 71, 72, 73, 74] tierexperimentelle Untersuchungen durchgeführt. Die Einheilungsvorgänge frischer Auto- und Homoiotransplantate wurden verglichen. Als Versuchstiere dienten Ratten, der Implantationsort war die Schädelkalotte. Bis zu 10 Tagen bestand in 3 Gruppen kein Unterschied, dann hob sich bei dem Homoiotransplantat das ursprünglich vorhandene Epithel ab und wurde durch ein sehr unruhiges ersetzt, das tiefe Zapfen in die Cutis schickte, während die Anhangsgebilde atrophierten. In den folgenden Wochen nahm die Unruhe des Epithels zu, einzelne Zapfen blieben in der Tiefe liegen, schnürten sich später ab und bildeten Hornperlen. Bemerkenswert ist, daß diese gefährliche Entwicklung in beiden Gruppen, in denen frische Haut verwendet worden war, sehr viel heftiger ausgeprägt war als in der dritten Gruppe, in der konserviertes Material zur Anwendung kam.

Weitere Tierversuche wurden von BURIAN und STOCKINGER [74] durchgeführt, in denen die Bauchhaut geschlachteter und gebrühter Schweine als Transplantat diente. Dieses Material wurde auf die Stirn anderer Schweine transplantiert und in bestimmten Zeitabständen histologisch untersucht. Am 4. Tag nach der Verpflanzung konnten die Verfasser unter dem von der Seite vordringenden Epithel Fibroblastenzüge ausmachen, die geordnet und ohne wesentliche entzündliche Reaktionen in den Lappen einwuchsen. Nach 8 Tagen wurden bereits Kapillaren festgestellt und nach 41 Tagen war der gesamte Lappen durchwachsen, das Granulationsgewebe war durch ein zartes Fasergewebe ersetzt worden. Für klinische Bedürfnisse käme dieser Verlauf einem vollen Erfolg gleich.

Die Beurteilung der Vorgänge beim Einheilen von Homoiotransplantaten ist nur im Vergleich mit den Vorgängen bei körpereigenen Transplantaten möglich. Die entscheidende Frage dabei ist, ob nach der mechanischen Fixation das Fremdtransplantat in gleicher oder ähnlicher Weise vaskularisiert wird wie das Eigentransplantat. Die Untersuchungen einiger Autoren haben zu ganz unterschiedlichen Ergebnissen geführt. LEXER hatte 1919 in seiner Monographie über freie Transplantationen den histologischen Ablauf geschildert und mit Abbildungen belegt. Am 9. Tag fällt eine erhebliche Schrumpfung der Epidermis mit Verhornungsneigung auf, die Cutis ist degeneriert und zeigt leichte entzündliche Infiltrate, Zellkerne sind kaum mehr nachweisbar. Am 16. Tag ist das Epithel vollständig degeneriert und ohne lebende Kerne. In der Cutis zeigen sich hyaline Degenerationen bei einer diffusen Rundzellinfiltration. Nach 47 Tagen sind Cutis und Epidermis nekrotisch, vom Mutterboden aus wächst Bindegewebe breitflächig in das Transplantat ein. Über die Vascularisation fehlen Angaben.

CONWAY [90, 91, 92, 93] u. a. haben bei der Überpflanzung von Fremdhaut keine Vascularisation feststellen können. Im Gegensatz hierzu haben MEDAWAR [241, 242, 243], SCOTHORNE undMCGREGOR [238] bei ihren Versuchen am Kaninchen eine gute Gefäßentwicklung in Homoiotransplantaten beobachtet. Die Zerstörung erfolgte erst zu einem späteren Zeitpunkt. Auch TAYLOR und LEHRFELD [392] konnten eine gute Vascularisation in Fremdhauttransplantaten feststellen. Sie beschreiben den Vorgang der Einbeziehung in das Gefäßnetz mit genauen Zeitangaben: 1. Tag – Gefäße weit und blutleer, 2. Tag – Gefäßanschlüsse am Lappenrand zwischen Wirt und Transplantat mit geringer Blutauffüllung, 3. Tag – schwache Blutströmung, 4. Tag – gute Blutzirkulation, 8. Tag – Stasen und ab 9. Tag – Gefäßuntergang. Die letzten Erscheinungen sollen mit der immunologischen Abwehr des Wirtsorganismus zusammenhängen. McGregor [238] implantierte Fremdlappen beim Menschen und konnte durch Farbinjektionen nachweisen, daß die Gefäßversorgung in gleicher Weise wie bei den Autotransplantaten erfolgt. Knake [199] beobachtete die Vaskularisation kleiner Milzstückchen im Tierexperiment und stellte fest, daß es auch hier zu Gefäßsprossung kommt, die sich von derjenigen beim Autotransplantat lediglich durch ein geringeres Ausmaß unterscheidet.

Über die Verwendung konservierten Knochenmaterials im Mittelohr liegt nur eine geringe Zahl von Stellungnahmen vor. Glaninger [124] berichtete 1961 über die erfolgreiche freie Transplantation kältekonservierter Steigbügel bei Otosklerose. Bei 3 Patienten hatte er dieses Material in die Fensternische eingelegt. Nach Ansicht des Verfassers heilen solche Transplantate in einem sterilen Milieu gut ein. Die Hörfunktion war bei allen Patienten nach kurzer Zeit gebessert, ein Dauererfolg trat jedoch nur in einem Fall ein. Da keine Kontrolle der Paukenhöhle erfolgen konnte, kann nicht gesagt werden, ob die sekundäre Verschlechterung zu Lasten einer Zerstörung der transplantierten Steigbügel ging oder andere Ursachen hatte. Später teilte Glaninger [125] mit, daß auch sechs Jahre nach dem Eingriff anhaltende klinische und audiometrisch verifizierbare Hörverbesserungen verzeichnet werden konnten. Die Reaktionslosigkeit des Mittelohres wie auch die Funktionsbesserung beweisen hier den guten organischen und funktionellen Einbau des Transplantates in den Schalldruck-Transmissionsmechanismus. Tobeck [404] hat bei 5 Patienten den fehlenden Stapes durch Leichensteigbügel ersetzt, die durch Kälte konserviert worden waren. Nach Ansicht des Autors ist diese Methode günstiger als die Verwendung anderen Materials, das die übrige Kette in unphysiologischer Weise belasten würde. Portmann [305, 306, 307] u. a. haben in verschiedenen Veröffentlichungen über ihre Versuche, einen defekten Steigbügel zu ersetzen, berichtet. Sie führten auch an Kaninchen und Katzen experimentelle Transplantationen durch. Die autoplastischen Knochen heilten unter nur geringer entzündlicher Reaktion der Umgebung ein, sie wurden sehr schnell von Schleimhaut überzogen und somit gut ernährt. Dagegen zeigten sich bei der Verpflanzung von bei + 4° C in Glycerin konservierten Steigbügeln so schwere Entzündungen der Umgebung, daß keinerlei Nutzen erzielt werden konnte. Viel besser haben sich bei – 25° C tiefgekühlte Transplantate bewährt, die stürmischen Reaktionen fehlten, und der Knochen blieb in seiner Struktur erhalten, in der Umgebung kam es zu reger Knochenneubildung. Hall und Ritzner haben 1961 über eine Methode der Stapedektomie berichtet, bei welcher sie gleichzeitig eine freie Transplantation von Gehörknöchelchen oder deren Anteilen vorgenommen haben. Auf Grund histologischer Untersuchungen in drei Fällen kamen sie zu der Ansicht, daß die Ernährung der transplantierten Knöchelchen von der Schleimhaut der Paukenhöhle aus gewährleistet ist. Zöllner [485] verwendet noch heute zur Überbrückung im Gehörknöchelchensystem periostalen Knochen. Beck und Franz [27] konnten zeigen, daß dieser frei transplantierte Knochenspan nach Zöllner von Schleimhaut überzogen und auf diese Weise ausreichend ernährt wird.

Anderson [9] hat in die vordere Augenkammer bei Ratten Corticalis und Spongiosa transplantiert. Bei körpereigener Spongiosa erfolgte in allen Fällen ein bemerkenswerter Knochenanbau, bei homoioplastischem Material dagegen nur in 75 % der Fälle innerhalb der ersten beiden Wochen, dann folgte eine allmähliche Resorption der Knochensubstanz. Wurden größere Knochenspäne transplantiert, bauten sich auf dem partiell nekrotisch gewordenen Transplantat neue Knochenlamellen an. ANDERSON [9] vermutet, daß die Knochenneubildung in der Spätphase nicht vom Transplantat selbst, sondern vom Bindegewebe des Empfängers ausgeht.

d) Ursachen für ein Mißlingen von Homoiotransplantationen

Die biologischen Probleme der freien Gewebe- und Organverpflanzung wurden in der jüngsten Vergangenheit diskutiert. Die allgemeinen Gesetze wurden in zahlreichen Experimenten mit allen Gewebearten ausführlich beschrieben. Besonders eindrucksvolle Resultate ergaben die Organtransplantationen von Nieren, Lungen, Pankreas und in der letzten Zeit die des Herzens.

Es hat sich bei verschiedenen Untersuchungen eine der wichtigsten biologischen Gesetzmäßigkeiten ergeben: nur beim Autotransplantat kann die Gefäßversorgung wieder hergestellt werden.

Das Homoiotransplantat kommt zunächst in direkten Kontakt mit dem Wirtsgewebe und es entsteht der Eindruck der Einheilung, wenn eine ausreichende Ernährung durch plasmatische Diffusion stattgefunden hat. Nach einer gewissen Zeit stellen sich aber regressive Veränderungen ein, das Transplantat wird entweder abgestoßen oder resorbiert. Diese Resorption geht bei bestimmten Geweben so langsam vor sich, daß das gesamte Transplantatgewebe sukzessiv durch neu gebildetes Gewebe des Wirtes ersetzt wird, das in das Transplantat einwächst und sich bei der Gestaltung des Ersatzes an das vom Transplantat vorgegebene Modell hält. Ein solcher „Umbau" des Transplantates kann bei der Tympanoplastik besonders günstig ausgenutzt werden.

Die Ursachen für eine Abstoßung oder Resorption des Homoiotransplantates werden von verschiedenen Autoren unterschiedlich interpretiert. OLLIER [274] erklärte, die Schwierigkeiten der Ernährung eines Transplantates entstünden durch das Vorhandensein spezifischer Gewebssäfte, THIER [bei 236] glaubte an chemische Differenzen zwischen den Individuen. PAPPENHOFF [bei 234] weist auf die verschiedenen Blutfaktoren als Ursache hin. LOEB [bei 234] sah den Grund der Abstoßung in der Verschiedenheit der Transplantatgrößen. BARST [bei 237] glaubt, daß die Differenzen zwischen den biochemischen Systemen einen Ursachenkomplex bilden können. Andere Autoren sehen die Sensibilisierung des Wirtes durch das Transplantat als entscheidend an. So scheinen besonders wegweisend die Versuche von MEDAWAR [241, 242, 243] zu sein, der am Kaninchen arbeitete. Seine Immunitätstheorie stützt sich auf drei grundsätzliche Beobachtungen: 1. Dosage Phenomen, 2. Immunity Phenomen und 3. Second set Phenomen.

Unter dem ersten Begriff versteht man, daß die Abwehrreaktion um so heftiger ist, je größer das transplantierte Gewebestück gewählt wurde. Der zweite Begriff erklärt sich aus der schnelleren Zerstörung des Transplantates, wenn dem Wirt gleichzeitig Serum eines anderen Tieres verabreicht wird, das vorher vom gleichen Spender sensibilisiert worden war. Und der dritte Begriff besagt, daß bei wiederholter Einpflanzung von Material des gleichen Spenders die Transplantate sehr viel schneller und heftiger zerstört werden, als es beim ersten Mal der Fall war, da inzwischen eine Sensibilisierung stattgefunden hat.

SHELL [366] unterscheidet zwei Abwehrreaktionen, die humorale und die zelluläre. Die humorale Reaktion hat GORER [bei 366] beschrieben. Er konnte bei Verpflanzung von homologen Tumorzellen an Mäusen eine Antikörperbildung feststellen, die durch Agglutination von Spender-Erythrozyten nachweisbar ist. Sämtliche Zellen eines

Individuums besitzen nach diesem Autor einen gemeinsamen, an Gene gebundenen Antigen-H 2 Faktor. KIDD [bei 366] hat die zelluläre Reaktion beschrieben, die mikroskopisch verfolgt werden kann. Die Lymphozyten erscheinen regelmäßig vermehrt am 5.–7. Tag und haben Kontakt mit dem Transplantat. An Stellen, wo sie nicht hingelangen können, wächst das Transplantat ohne Störung weiter an und zeigt keine regressiven Veränderungen. Bei nacheinander aufgepflanzten Fremdlappen zählte DAREY [bei 366] die vorhandenen Zellen in der Flächeneinheit aus und fand im ersten Lappen 80 Plasmazellen und 312 Lymphozyten, dagegen im zweiten Lappen 160 Plasmazellen und 193 Lymphozyten. Bei Transplantatlappen gleicher Größe und in gleicher Technik verpflanzt, sind beim zweiten Transplantat in signifikanter Weise mehr Plasmazellen nachweisbar als beim ersten und der entsprechende Rückgang der Lymphozyten ist ebenso augenfällig. Durch diese Beobachtung ist der Autor zum Schluß gekommen, daß die Plasmazellen entscheidende immunologische Bedeutung für das Fremdtransplantat haben.

MITCHISON [bei 366] stellte fest, daß die Immunität gegen Homoiotransplantate nicht durch Serum, wohl aber durch Lymphknoten passiv übertragen werden kann. Diese Tatsache wurde auch von MEDAWAR [241, 242, 243] bestätigt. ROGERS [bei 366] und Mitarbeiter berichteten, daß nach homoioplastischen Verpflanzungen am Menschen eine Vermehrung der eosinophilen Zellen im strömenden Blut und im Gewebe des Transplantates auftritt. PATRIKALAKIS [bei 10, 11] erreichte eine Verlängerung der Haftdauer des Transplantates, nachdem er das RHS mit Trypanblau blockiert hatte. Eine weitere Hemmung der Funktion des RHS hat RABINOVICI [bei 10, 11] durch Röntgenbestrahlung vorgeschlagen. Ferner wurde durch Cortison-Gaben versucht, der Antikörperreaktion entgegenzuwirken. In diesem Sinne hat BILLINGHAM [37, 38] mit Ratten experimentiert, wobei die Überlebenszeit der Transplantate mit und ohne Cortisongaben verglichen wurde. Durch Cortison wurde die Lebensdauer der Transplantate um das 3—4fache verlängert. Die Organisationsprozesse sind insgesamt stark abgeschwächt. Wird die Cortisonzufuhr unterbrochen, kommt es zur Zerstörung des Transplantates. Ähnliche Beobachtungen haben auch BLOCKER [50] u. a. mitgeteilt. STARK [bei 366] stellte fest, daß Tiere gegenüber Fremdzellen viel weniger stark reagieren, wenn ihre Organe durch eine vorausgegangene Cortisonbehandlung lymphozytenarm geworden waren. WOODRUFF [439] u. a. sahen bei Affen keine Begünstigung der Einheilung von Homoiotransplantaten nach Antihistaminica-Gaben. Die Antikörperbildung im RHS führt um den 8.–10. Tag zu Gefäßveränderungen und zu einem Stillstand der Zellregeneration im Transplantat, was Nekrose und Resorption zur Folge hat. Die Sensibilisierung bleibt eine gewisse Zeit bestehen, daher wird ein Zweittransplantat sehr schnell zerstört. Von einigen Autoren wurde der Theorie der Sensibilisierung des Organismus durch ein Fremdtransplantat widersprochen. DEMICHOW [99] behauptet, daß für die Abstoßung des Homoiotransplantates nicht die „biologische Unverträglichkeit“ die Ursache ist, sondern daß Überleben und Einheilen nur eine Frage der rechtzeitigen Durchblutung ist. In den Fällen, wo durch Gefäßnähte eine sofortige Durchblutung wiederhergestellt werden kann, hat jedes Homoiotransplantat gute Chancen anzugehen. Bei der Hautverpflanzung ist dies technisch nicht möglich, deshalb gibt es hier mehr Versager.

Bei 221 Versuchstieren wurden von KNAKE [199] dünne Milzstückchen implantiert, die nur durch Diffusion ernährt wurden. Trotzdem begann sowohl bei Auto- als auch bei Homoio- und Heterotransplantaten die Durchblutung bereits am 2. Tag. Bei Fremdtransplantaten war die Stärke der Durchblutung wesentlich geringer und die Gefäße waren nach einigen Tagen vollkommen verödet. Nach Meinung der Autorin treten die entscheidenden Gefäßveränderungen bereits nach etwa 48 Std. ein, während allergische Prozesse erst nach ca. 12—14 Tagen hätten wirksam werden können. Dieser Ansicht widersprechen die Untersuchungen anderer Autoren wie MEDAWAR [241, 242, 243] u. a., CAWTHORNE und MCGREGOR [238], TAYLOR [392, 393] u. a. und TIEDEMANN [403], die beobachteten, daß sich die Vaskularisation und die Durchblutung des Homoiotransplantates von denen des Autotransplantates nicht unterscheiden und daß die Zerstörung der Gefäße erst nach dem 9.—12. Tag erfolgt. MC GREGOR [238] konnte durch Farbinjektionen den gleichen Ablauf bestätigen.

Schon LEXER [218] hat betont, daß das mehr oder weniger schnelle Absterben des Transplantates für den Biologen einen Mißerfolg darstellt, jedoch nicht immer für den Kliniker. Für den klinischen Erfolg einer Transplantation genügt es oft, wenn das langsam absterbende Gewebe durch eine entsprechende Neubildung vom Transplantatbett aus oder durch überlebende Anteile des Transplantates ersetzt wird.

III. Tierexperimentelle Studien mit Homoiotransplantaten, bestehend aus Gehörgangshaut, Trommelfell und Gehörknöchelchenkette

Durch klinische und histologische Studien soll das Schicksal des als Ersatz für Trommelfell und Gehörknöchelchenkette in das Mittelohr verpflanzten Homoiotransplantates verfolgt werden. Obgleich die Ergebnisse tierexperimenteller Untersuchungen nicht unmittelbar auf die Verhältnisse des menschlichen Ohres übertragen werden können, orientieren sie doch in anschaulicher Weise über Vorgänge und Gesetzmäßigkeiten bei der Homoiotransplantation, insbesondere über die Reaktionen des Wirtsgewebes.

1. Technische Vorbereitung und Konservierung des Materials

Wir haben unsere klinischen und histologischen Untersuchungen am Kaninchenohr durchgeführt. Es wurden Tiere zwischen 2,0 und 2,7 kg Gewicht ausgewählt. In intraperitonealer Narkose wird das Tier getötet und das Schläfenbein entnommen. Unter mikroskopischer Kontrolle wird ein Teil der Gehörgangshaut mit Trommelfell,

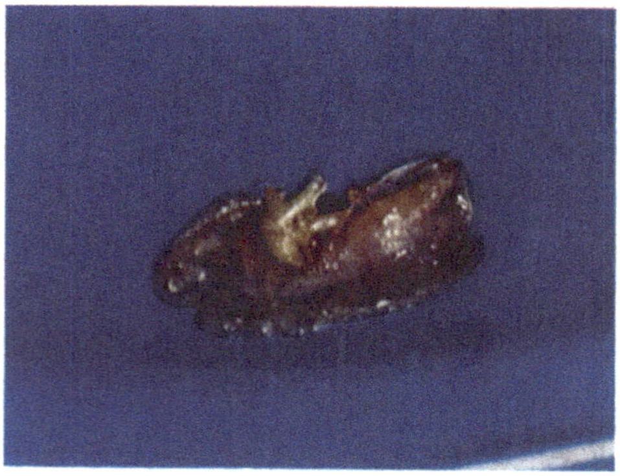

Abb. 1. Vorbereitetes Homoiotransplantat (Trommelfell zusammen mit einem Teil der Gehörgangshaut, Hammer und Amboß).

Hammer und Amboß abpräpariert (Abb. 1) und sofort in physiologische Kochsalzlösung eingebracht, das Transplantat wird tiefgekühlt bei Temperaturen von $-18°$ bis $-24°$ C aufbewahrt.

2. Methodik der Transplantation

Die Verpflanzung des Homoiotransplantates wurde in intraperitonealer Narkose mit Pernocton durchgeführt. Das Fell hinter der Ohrmuschel wurde rasiert und die Haut desinfiziert. Wegen der meist nicht sehr tiefen Narkose und der besseren Blutleere mußte das Gebiet hinter dem Gehörgang mit 4—8 ml einer 0,5%igen Procain-Lösung infiltriert werden. Paralleler Hautschnitt hinter der Ohrmuschel, Abschieben des Periostes, die hier angetroffene Spina am hinteren Teil des Gehörganges wird entfernt. Der Gehörgangsschlauch wird an der Grenze zwischen den knorpeligen und den knöchernen Teilen durchschnitten. Nach Einsetzen eines Wundsperrers wird mit dem

Bohrer die hintere, obere Wand des Gehörganges entfernt und der Kuppelraum eröffnet, so daß der Amboß sichtbar ist. Ein Teil des Gehörgangsschlauches wird zusammen mit dem Trommelfell, Hammer und Amboß abpräpariert und in Penizillinlösung aufbewahrt. An der Stelle der entfernten Gehörgangshaut, des Trommelfells und des Ambosses wird das Homoiotransplantat – Gehörgangshaut, Trommelfell mit Hammer und Amboß – eingepflanzt. Das so eingelegte Transplantat wird im Mittelohr durch Tamponade des Gehörganges mit penizillingetränktem Gelatineschwamm fixiert. Die Operationswunde wird durch einige Hautnähte verschlossen und nach Jodierung mit Hansaplast abgedeckt.

Bei 8 Kaninchen wurde ein Vergleich der p. op. Heilung mit und ohne Antibiotikaverabreichung durchgeführt. 4 Kaninchen wurden tgl. 20 000 E Depot-Penizillin 10 Tage lang appliziert, bei 4 Kaninchen wurde der Heilverlauf ohne Antibiotikagaben beobachtet. Makroskopisch konnte kein Unterschied zwischen den beiden Gruppen festgestellt werden.

3. Makroskopische Ergebnisse

10. Tag: Das Transplantat ist bläulich gefärbt und an der Gehörgangswand befestigt, geringe Fibrinanlagerung an der Grenze. Die Schleimhaut der Paukenhöhle ist geschwollen (Abb. 2).

12. Tag: Kein wesentlicher Unterschied (Abb. 3).

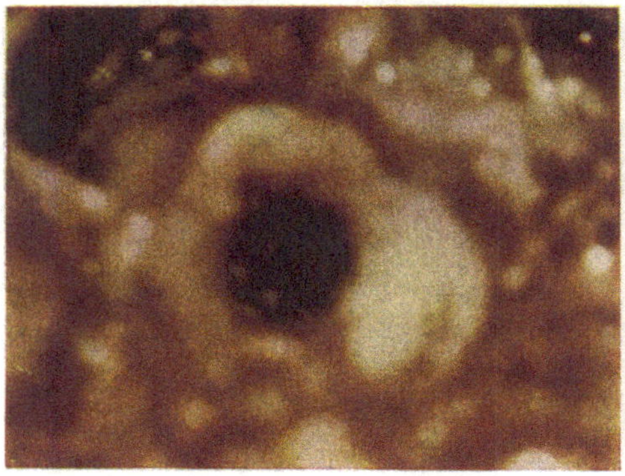

Abb. 2. 10 Tage nach der Verpflanzung.

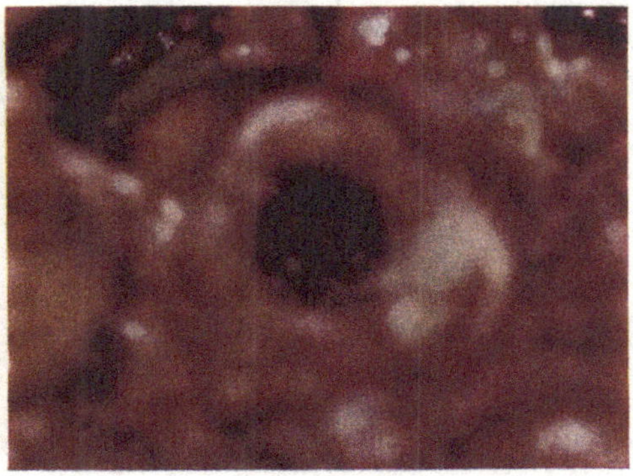

Abb. 3. 12 Tage nach der Verpflanzung.

15. Tag: Das Transplantat liegt fest, das Trommelfell ist blau-weißlich, noch leicht verdickt. Der Gehörgang ist glatt. Die Gehörknöchelchenkette und die Paukenhöhlenschleimhaut sind mit punktförmigen, fibrinartigen Flecken teilweise bedeckt (Abb. 4, 5).

18. Tag: Die Grenze zwischen dem Transplantat und der Gehörgangswand ist glatt, das Trommelfell ist schon leicht transparent. Die Fibrinflecken in der Paukenhöhle sind noch sichtbar (Abb. 6, 7).

30. Tag: Das Trommelfell ist weißlich-blau, gut beweglich. Die Gehörknöchelchenkette und die Paukenhöhlenschleimhaut sind nur noch mit geringen Fibrinflecken bedeckt (Abb. 8, 9).

90. Tag: Das Trommelfell ist weiß und transparent, Gehörknöchelchenkette intakt (Abb. 10, 11).

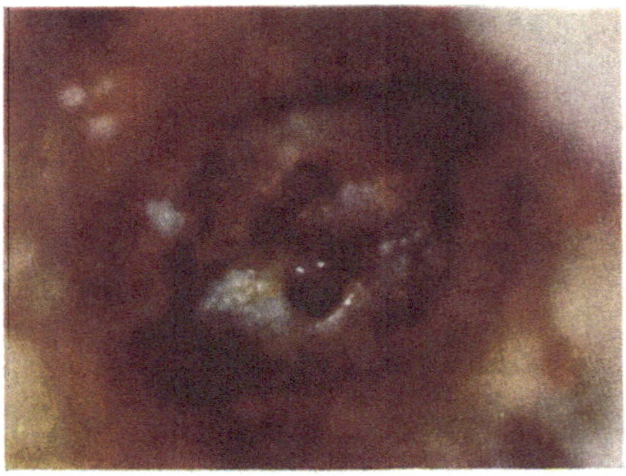

Abb. 4. 15 Tage nach der Verpflanzung.

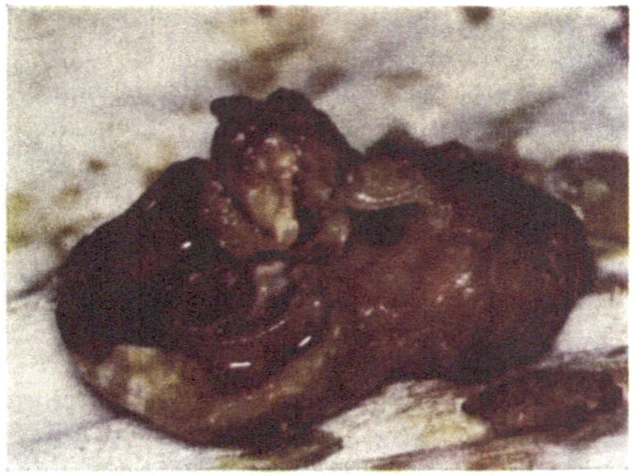

Abb. 5. Das gleiche Transplantat wie in Abb. 4 von der Paukenhöhle her gesehen.

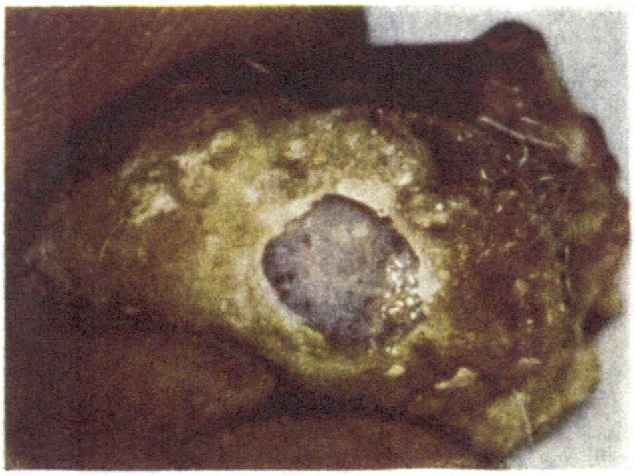

Abb. 6. 18 Tage nach der Verpflanzung.

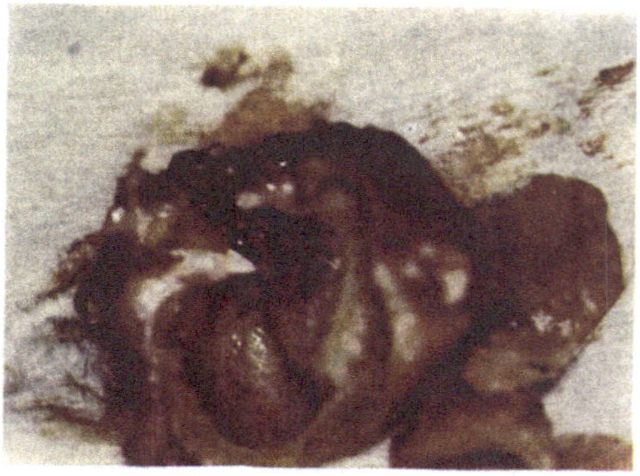

Abb. 7. Das gleiche Transplantat wie in Abb. 6 von der Paukenhöhle her gesehen.

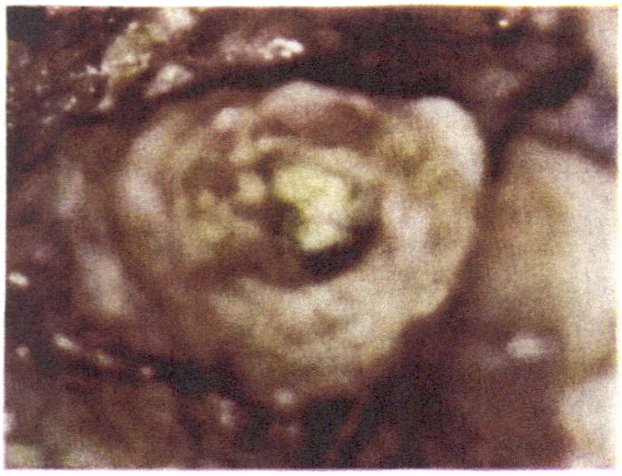

Abb. 8. 30 Tage nach der Verpflanzung.

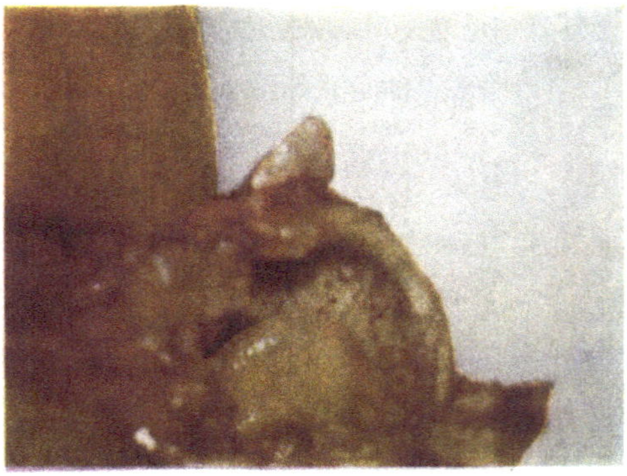

Abb. 9. Das gleiche Transplantat wie in Abb. 8 von der Paukenhöhle her gesehen.

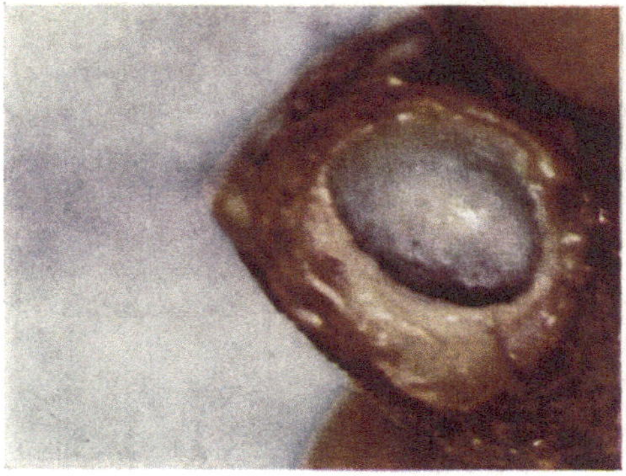

Abb. 10. 3 Monate nach der Verpflanzung.

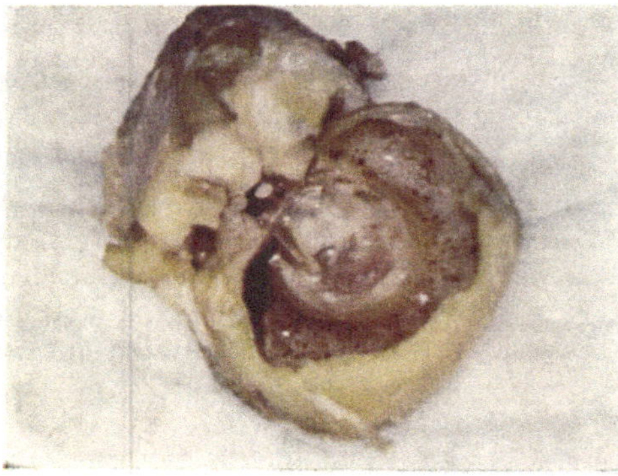

Abb. 11. Das gleiche Transplantat wie in Abb. 10 von der Paukenhöhle her gesehen.

150. Tag: Das Trommelfell ist weiß, transparent. Die Paukenhöhle und Gehörknöchelchenkette sind nur mit geringen Fibrinflecken bedeckt (Abb. 12, 13).

425. Tag: Das Trommelfell ist transparent, gut beweglich, Paukenhöhle und Gehörknöchelchenkette ohne Besonderheiten (Abb. 14, 15).

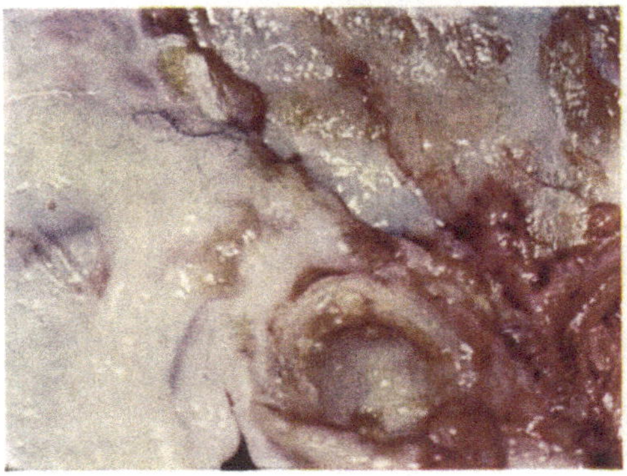

Abb. 12. 5 Monate nach der Verpflanzung.

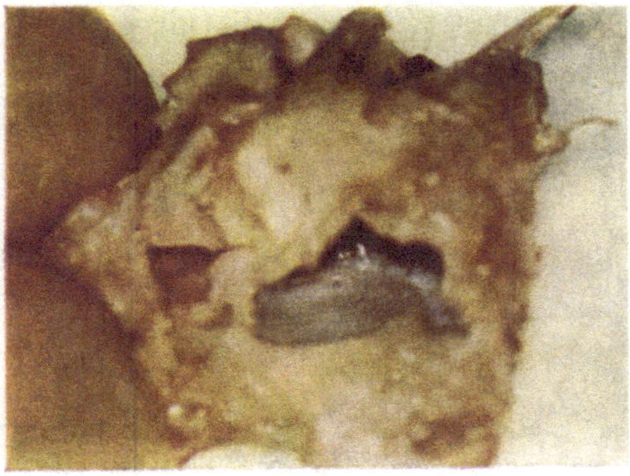

Abb. 13. Das gleiche Transplantat wie in Abb. 12 von der Paukenhöhle her gesehen.

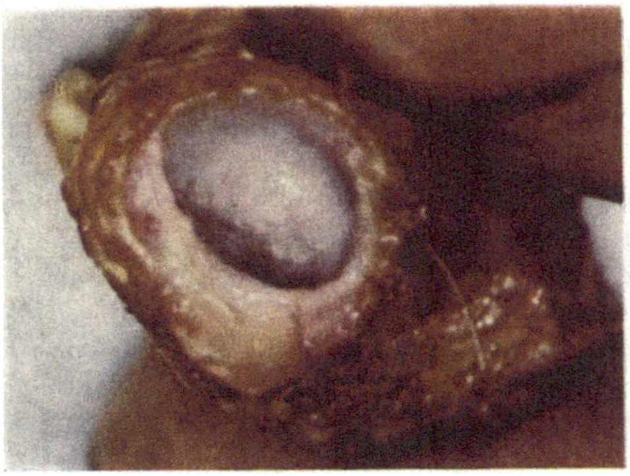

Abb. 14. 1 Jahr und 2 Monate nach der Verpflanzung.

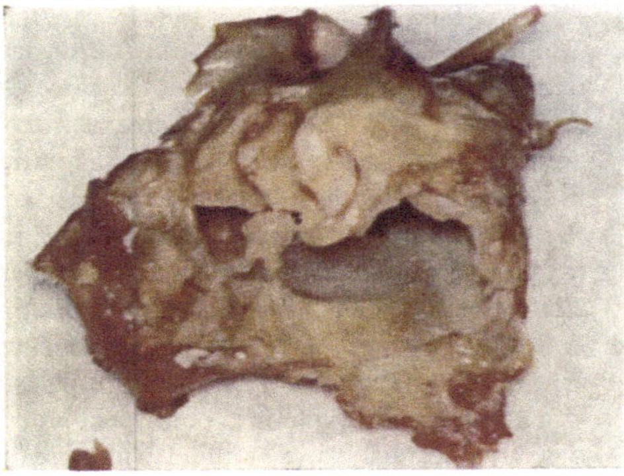

Abb. 15. Das gleiche Transplantat wie in Abb. 14 von der Paukenhöhle her gesehen.

4. Mikroskopische Ergebnisse und deren Diskussion

Die untersuchten Transplantate — insgesamt 24 — bieten zusammengefaßt folgende histologische Besonderheiten zum jeweils genannten Zeitpunkt:

Nach 15 Tagen sind die Strukturen der Transplantate im ganzen erhalten, doch ist in einigen Fällen am bindegewebigen Anteil eine Verquellung der Fasern sichtbar, die eine Lockerung des Gefüges ergibt und als erste Stufe eines nekrobiotischen Prozesses zu deuten ist (Abb. 16). Daneben ist der Randbereich durch eine mehr oder weniger zellreiche Reaktion, z. T. auch mit fibrinoiden Einlagerungen gekennzeichnet. Das Epithel erscheint unauffällig und ist lückenlos vorhanden.

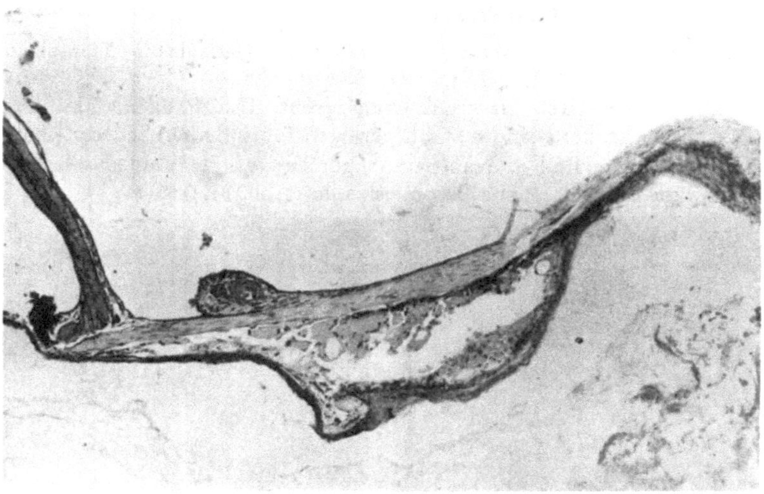

Abb. 16. Trommelfell — 15 Tage nach der Implantation.
Weitgehend reaktionsloses intaktes Gewebe. Durchgehende kräftige Epithelisation. Große Lacune mit Erythrozyten.
Zeiss-Photomikroskop 24 × 36, Obj. 10.

Am 20.—27. Tag differieren die Befunde lediglich durch ein unterschiedliches Ausmaß der Verquellung im Trommelfell und Gehörgangsbereich und durch bereits deutliche Abblassung der Zell- und Kernstruktur (Abb. 17). Die zellige Reaktion ist deutlicher geworden und ist in Richtung Transplantatzentrum weiter vorgedrungen. Gleichzeitig finden sich deutliche Fibroblasten-Einsprossungen, eine Kapillar-Neubildung der Randregion scheint sich anzubahnen. Das Epithel ist durchweg gut erhalten. In den knöchernen Anteilen lassen sich keine wesentlichen Veränderungen nachweisen, die auf einen prinzipiellen Strukturwandel oder auf nekrotische Vorgänge hinweisen könnten. Am 50. Tage sind die Abbauvorgänge weiter fortgeschritten (Abb. 18—21). Die vorwiegend leukozytäre Reaktion findet sich stärker ausgeprägt und auf das gesamte Transplantat ausgedehnt, besonders um Nekrosezentren lokalisiert unter Aussparung des knöchernen Anteils. Deutlich sind Vaskularisation und Faser-Neubildung. Insgesamt liegt das Bild des regenerativen Gewebeersatzes im Bereich der Transplantatgrenzen vor.

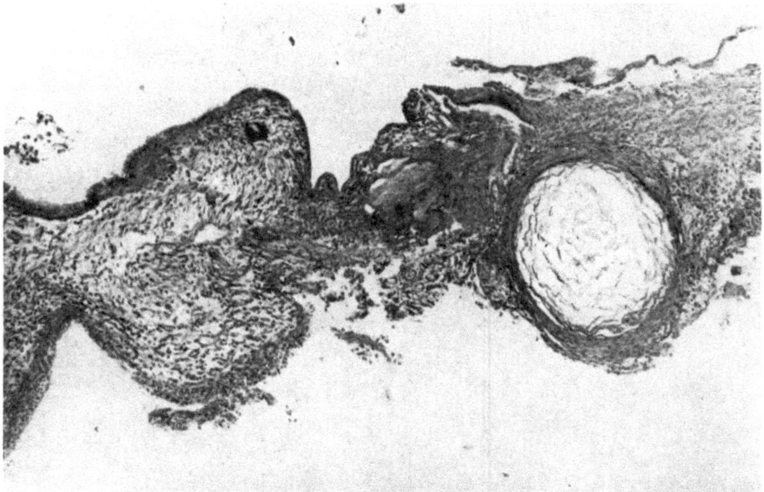

Abb. 17. Trommelfell — 27 Tage nach der Implantation.
Epithelisation über allen Abschnitten lückenlos und kräftig. Im Bindegewebe teils resorptive Vorgänge, teils Vermehrung der Fibroblasten (Granulation). Abgrenzung zwischen transplantiertem Material und reparativen Vorgängen nur schwer möglich.
Zeiss-Photomikroskop 24 × 36, Obj. 25.

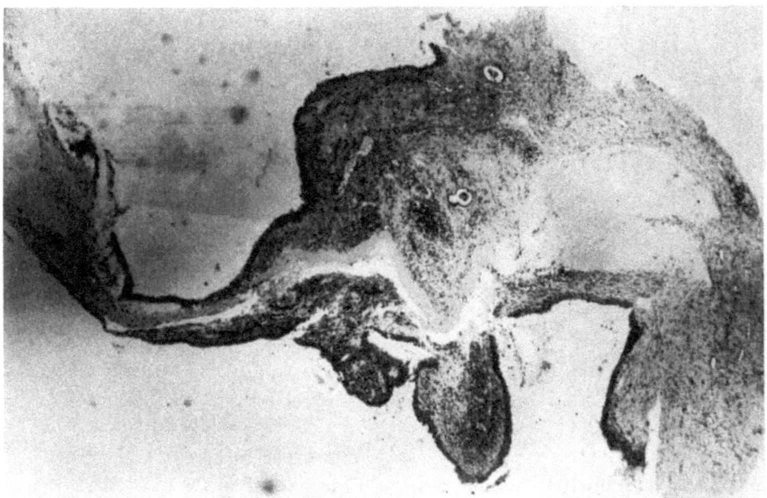

Abb. 18. Gehörgangsepithel und Trommelfell.
50 Tage nach Transplantation mit noch erhaltenem Epithel. Reichlich zellige Infiltrate neben histiozytärer Reaktion.
Das untergehende Transplantat dient hier offenbar als „Leitschiene" für reparatives, noch in Granulation begriffenes Narbengewebe.
Zeiss-Photomikroskop 24 × 36, Obj. 10.

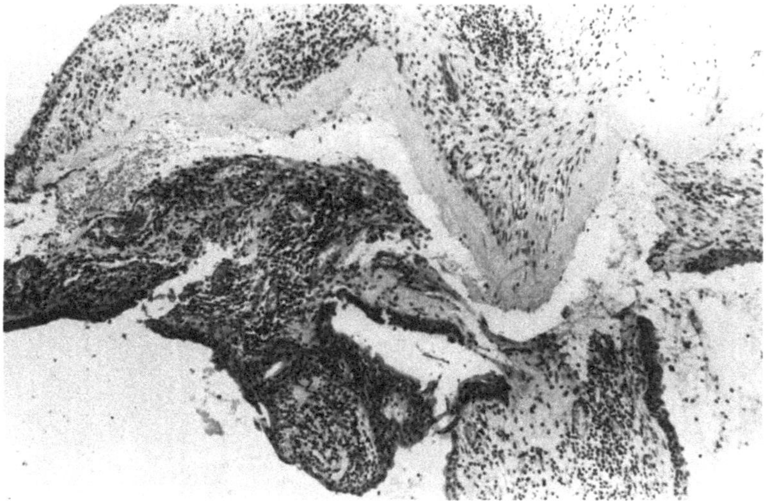

Abb. 19. Vergrößerung eines Ausschnittes von Abbildung 3.
Gehörgangsepithel und Trommelfell 5 Monate nach Transplantation mit noch erhaltenem Epithel. Reichlich zellige Infiltrate neben histiozytärer Reaktion.

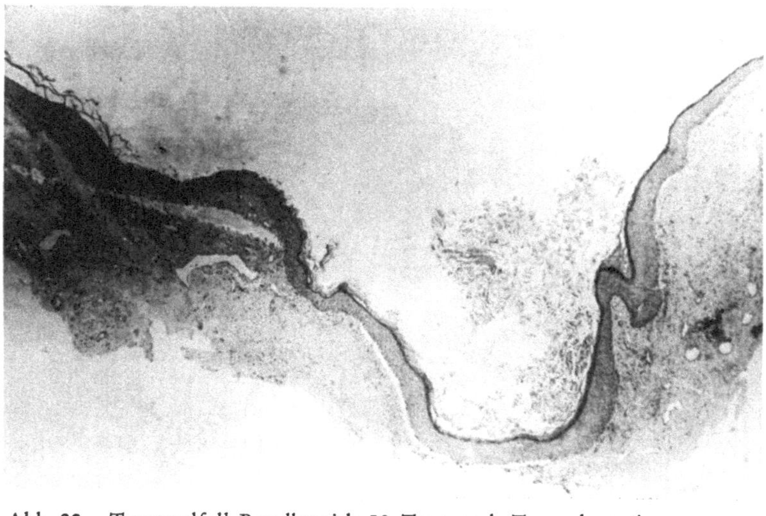

Abb. 20. Trommelfell-Randbereich 50 Tage nach Transplantation.
Zentral gelegen noch Reste des Transplantates, jedoch verquollen und weitgehend kernlos.

Daneben Granulationsgewebe, welches an beiden Seiten der Transplantat-„Schiene“ formiert ist. Epithel gut erhalten, wobei nicht erkennbar ist, ob es sich um das primär transplantierte Epithel oder um eine Neu-Epithelisation handelt.

Zeiss-Photomikroskop 24 × 36, Obj. 10.

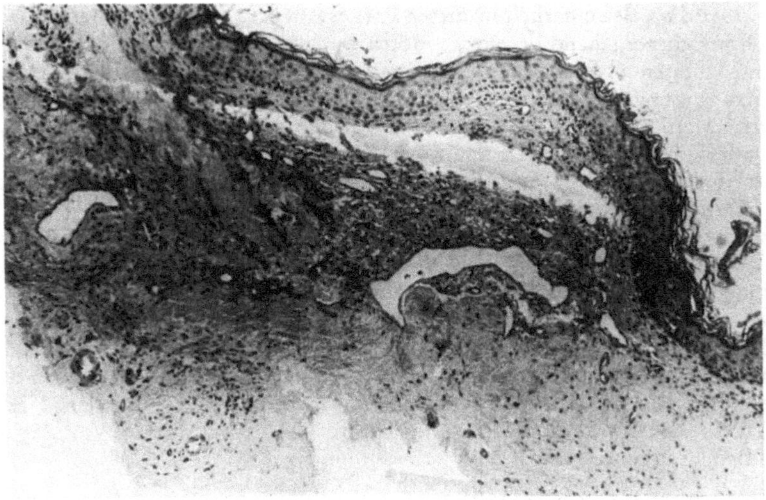

Abb. 21. Vergrößerung eines Ausschnittes von Abbildung 20.
Zeiss-Photomikroskop 24 × 36, Obj. 25.

Nach 90—180 Tagen sind die degenerativen Vorgänge abgeschlossen (Abb. 22—34). Die Transplantatform ist erhalten, die Epithelisation lückenlos, z. T. hyperplastisch vorhanden. Das vorliegende Gefäßsystem entspricht in der Grundanlage dem des Transplantates. Die zellige Reaktion ist weitgehend beendet, im knöchernen Anteil finden sich unauffällige Strukturen.

Nach 200 Tagen findet sich kein wesentlicher Unterschied gegenüber dem vorhergehenden Untersuchungszeitraum (Abb. 35—42). Entzündliche Reaktionen sind sowohl im Transplantat als auch im Transplantatbett nicht mehr nachweisbar. Die Gehörknöchelchen sind unauffällig.

Gleichartige Befunde konnten auch zu späteren Untersuchungsterminen, maximal bis zu 2 Jahren, erhoben werden. In keinem Falle wurden deformierende Strukturveränderungen nachgewiesen.

Bei der Auswertung der histologischen Befunde können zwei Fragen besonders herausgestellt werden.

1. Wie erfolgt die Einheilung der Transplantate unter Berücksichtigung der verschiedenen Gewebesubstrate in zeitlicher Abhängigkeit?

2. Welche histomorphologischen Kriterien können zur Erkennung der Assimilation der Fremdsubstanz bzw. deren Adaptation herangezogen werden?

Die vorliegenden mikromorphologischen Ergebnisse bestätigen, daß eine dem funktionellen Bedürfnis weitestgehend entgegenkommende Einheilung möglich ist und daß eine Sicherstellung der Gewebeernährung durch ausreichenden Anschluß an das körpereigene Gefäßsystem gewährleistet werden kann.

Die histologischen Besonderheiten dieser Prozesse wurden anhand einer Auswahl von Abbildungen vorausgehend bereits kenntlich gemacht. Wie sich aus den Beobachtungen an Transplantaten etwa während der ersten 8 Wochen ergibt, kommt es nach der Verpflanzung zunächst zu einer lokalen entzündlichen Reaktion, die z. T. durch die operativen Manipulationen hervorgerufen wurde, im wesentlichen aber als Ausdruck lokaler allergischer Reaktionen angesehen werden muß. Histologisch ist dieser Zeitabschnitt durch das mehr oder weniger starke Auftreten eines Ödems und einer leukozytären Invasion im Transplantatbett und im Randbereich des Transplantates gekennzeichnet. Ausgangsort dieser Reaktion ist das subepitheliale Bindegewebe im Transplantatbett. Initial kommt es zu einer unterschiedlich intensiven, fibrinoiden Verklebung, die sich für die Fixierung des Fremdgewebes als bedeutungsvoll erweist. Inwieweit zu diesem Zeitpunkt eine Ernährung, zumindest der Kontaktzone, etwa durch plasmatische Zirkulation erfolgt, ist nicht sicher nachzuweisen, wäre aber durchaus vorstellbar. Ein solcher Vorgang mußte als wesentlicher Faktor und als funktionelles Bindeglied für alle nachfolgenden Reaktionen angesehen werden. Nach GOLDMANN [126], LEXER [218], DAVIS und TRAUT [98] wird diesem Vorgang eine besondere Bedeutung zugemessen.

Vorwiegend zwei Reaktionsformen stellen sich in unseren Präparaten dar, einerseits eine nekrobiotische Destruktion des Transplantates, und zwar in zunehmender Stärke im Zentrum, was indirekt für ein tatsächliches Einsetzen einer plasmatischen Zirkulation im Bereich der Randzonen spräche, und andererseits eine sich aus der primären zelligen Reaktion entwickelnde Granulation mit Fibrozytose und Kapillarsprossung.

Wir sehen diese beiden Vorgänge und besonders ihre zeitlichen Beziehungen zueinander als wesentlich für das weitere Schicksal des Transplantates an, da sich mit der Beschleunigung oder Verlangsamung des einen oder anderen Vorganges eine „kritische Phase" ergeben kann. Je schneller die nekrobiotischen Tendenzen ausgebildet werden, um so geringer sind die Chancen für ein Angehen des Transplantates und je stärker die organisierende Granulation ausgeprägt ist, um so günstiger gestaltet sich die morphologische und damit auch die funktionelle Eingliederung. Nach KLEY und BANDTLOW [197] ist für die Einheilung eines Transplantates die Menge einstrahlender Kollagenfasern von Bedeutung, durch die eine irreversible Fixation des Transplantates hergestellt wird.

Wesentlich hierbei erscheint die Beschaffenheit und Konservierung des Transplantates, dessen Strukturen so lange Bestand haben müssen, bis die aus dem Randbereich einsetzende bindegewebige Neuorganisation das Übergewicht erhält. Man könnte dem Transplantat die Rolle einer „Leitmatrix" zuschreiben, wobei sicher auch die genetisch determinierte Gestaltungstendenz dieser Region, die Trommelfellentwicklung von Bedeutung ist. Diese Beobachtungen erstrecken sich zunächst auf den bindegewebigen Anteil des Transplantates, speziell im Bereich des Trommelfelles.

Für die Epithelisation scheinen die Voraussetzungen noch günstiger zu sein. Ganz sicher ist das robustere Plattenepithel der Gehörgangs- und Trommelfellregion weit weniger von Ernährungsfaktoren abhängig als das darunterliegende Bindegewebe. Es läßt sich mikroskopisch kaum feststellen, inwieweit der auch schon in frühem Stadium überwiegend gut entwickelte Epithelsaum persistent ist oder reorganisiert wurde. Anzeichen für eine rasch einsetzende Epithelisierung vom Implantationsbett aus finden sich zuweilen deutlich in Form ballenartiger Hyperplasien des hier stationären Plattenepithels. Auch diese Reaktionsfähigkeit ist für die Erhaltung der Grobstruktur von Vorteil, besonders für die funktionell erforderliche Septierung des Trommelfelles.

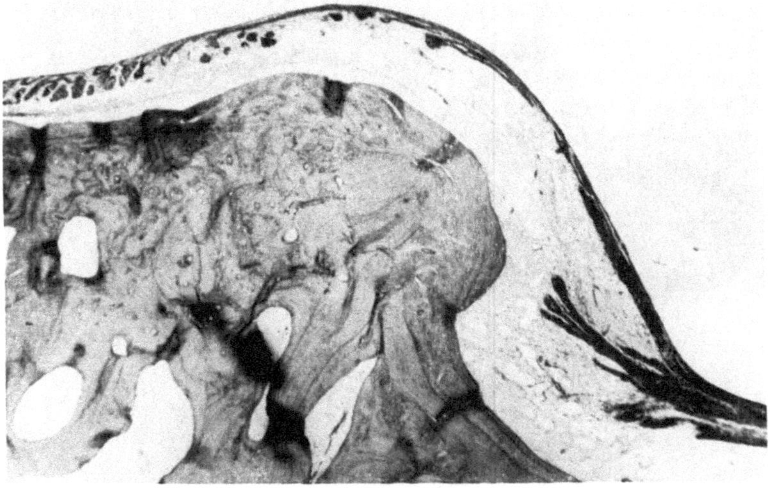

Abb. 22. Transplantiertes Gehörgangsepithel — nach 3 Monaten.
Unauffälliger Gehörgangsknochen.
Zeiss-Photomikroskop 24 × 36, Obj. 25.

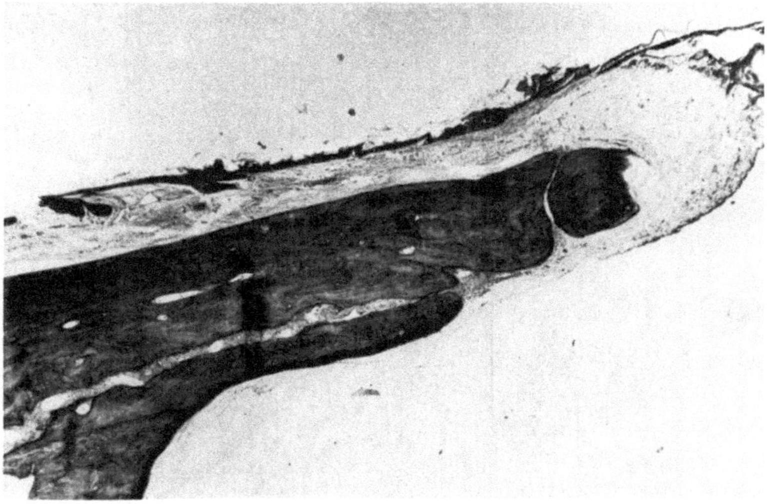

Abb. 23. Transplantiertes Gehörgangsepithel — nach 3 Monaten.
Unauffälliger Gehörgangsknochen.
Zeiss-Photomikroskop 24 × 36, Obj. 10.

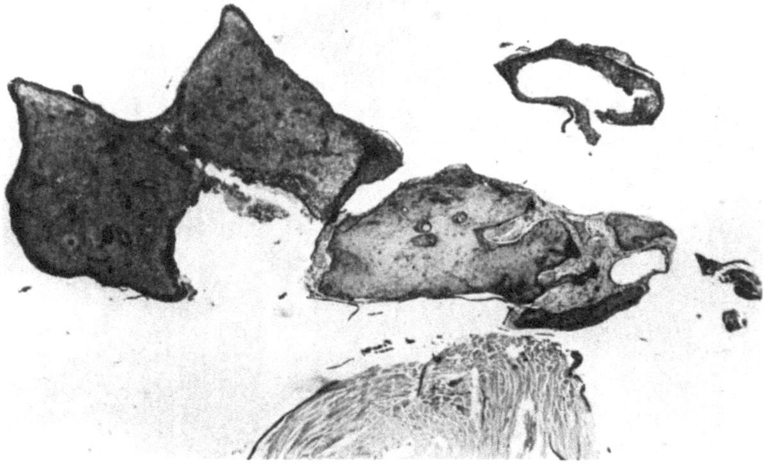

Abb. 24. Hammer — 3 Monate nach Transplantation.
(Trommelfell erhalten, hier nicht abgebildet.)
Gut erhaltener vitaler Knochen mit etwas verwaschener Lamellierung, jedoch deutlichen Zellstrukturen.
Keine entzündlichen oder degenerativ-resorptiven Veränderungen. Keine Nekrosen, keine Sequestrierungen.
Zeiss-Photomikroskop 24 × 36, Obj. 10.

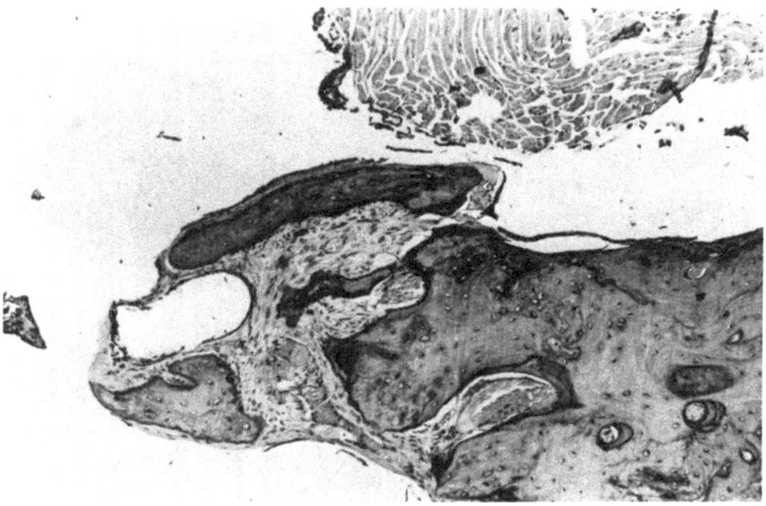

Abb. 25. Hammer — 3 Monate nach Transplantation.
Vergrößerung von Abbildung 24.
Zeiss-Photomikroskop 24 × 36, Obj. 25.

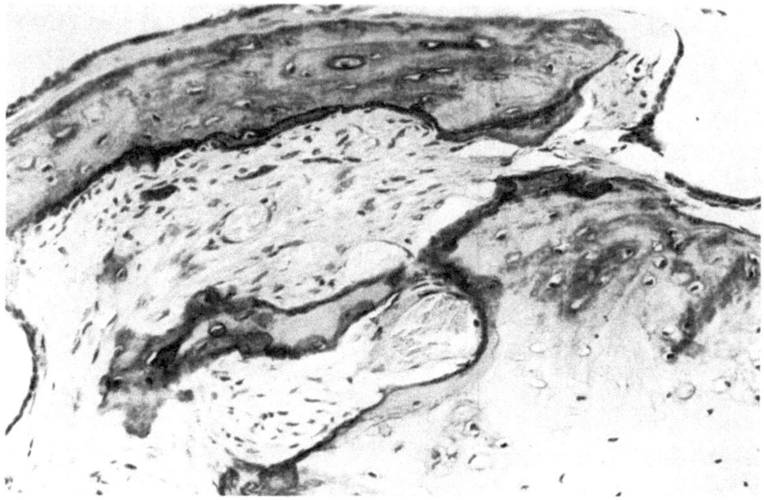

Abb. 26. Hammer — 3 Monate nach Transplantation.
Vergrößerung von Abbildung 25.
Zeiss-Photomikroskop 24 × 36, Obj. 63.

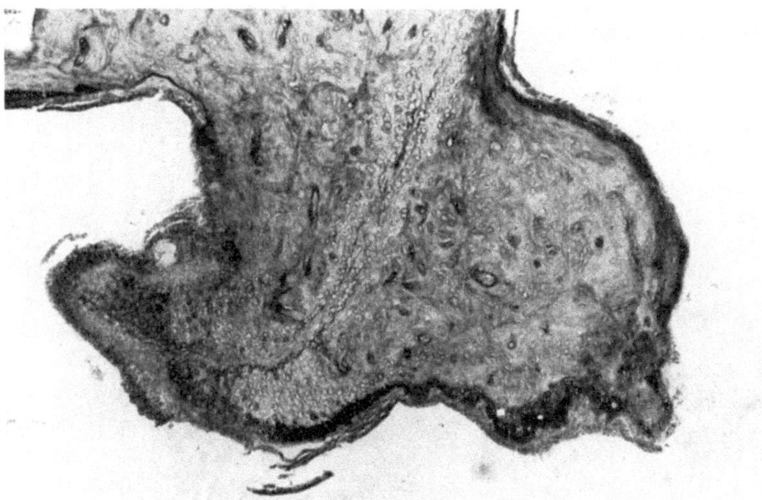

Abb. 27. Amboß-Transplantat — 3 Monate nach Transplantation.
Durch Entkalkungsprozeß artefiziell leicht veränderte Struktur, jedoch vitale Reaktion mit gut ausgebildeten Umbaustrukturen.
Keine entzündlichen oder degenerativ-resorptiven Reaktionen.
Zeiss-Photomikroskop 24 × 36, Obj. 25.

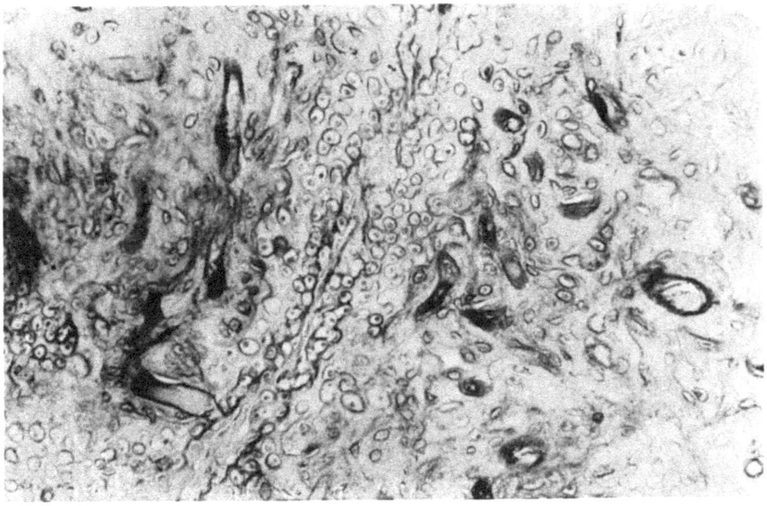

Abb. 28. Amboß-Transplantat — 3 Monate nach Transplantation.
Vitales, knorpeliges und knöchernes Gewebe mit zellhaltigen Hohlräumen, deutliche Zellstrukturen und Umbauzonen (Lamellen).
Ausgeglichene Ab- und Anbauvorgänge.
Keine entzündlichen oder degenerativen Reaktionen.
Zeiss-Photomikroskop 24 × 36, Obj. 63.

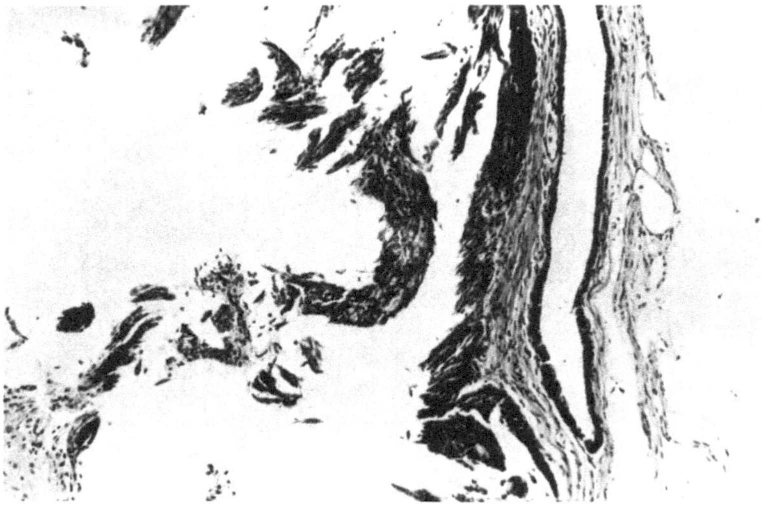

Abb. 29. Gehörgangshaut — 4 Monate nach Transplantation.
Vitales, artefiziell verändertes, hier spindelig erscheinendes Epithel von kräftiger Ausbildung auf reaktionslosem Bindegewebe.

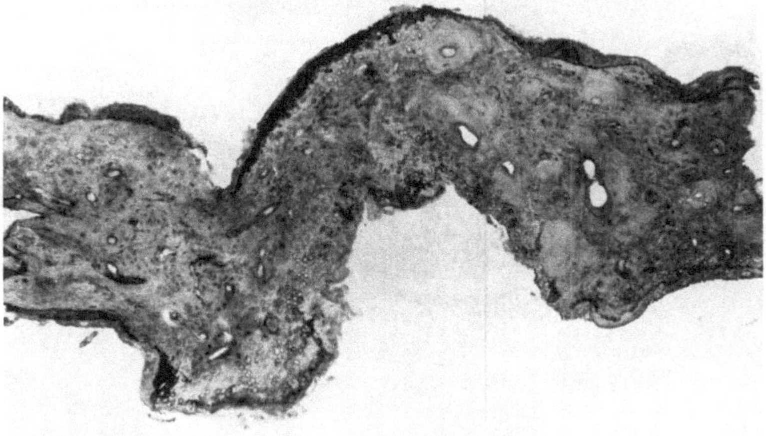

Abb. 30. Amboß-Transplantat — 4 Monate nach Transplantation.
Durch Entkalkungsprozeß artefiziell leicht veränderte Strukturen, jedoch vitale Reaktionen mit gut ausgebildeten Umbaustrukturen (vergl. auch Abbildung 31).
Keine entzündlichen oder degenerativ-resorptiven Reaktionen.
Zeiss-Photomikroskop 24 × 36, 25 ×.

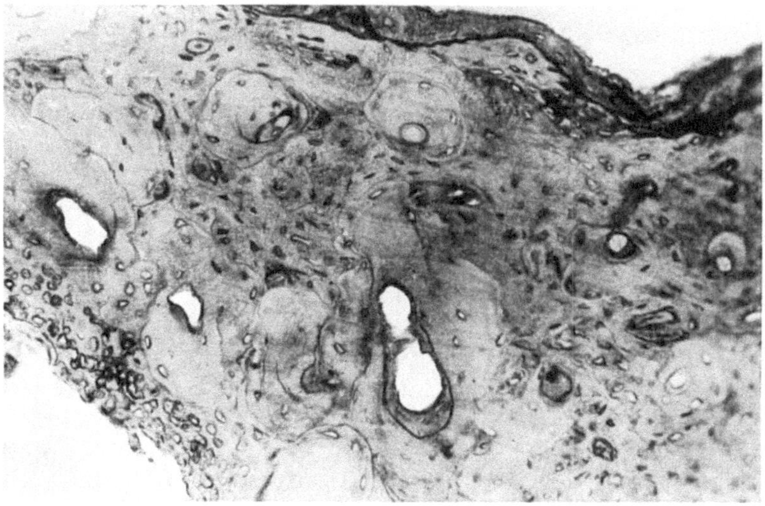

Abb. 31. Amboß-Transplantat — Vergrößerung eines Ausschnittes von Abbildung 30 — 4 Monate nach Transplantation.
Durch Entkalkungsprozeß artefiziell leicht veränderte Strukturen, jedoch vitale Reaktionen mit gut ausgebildeten Umbaustrukturen.
Keine entzündlichen oder degenerativ-resorptiven Reaktionen.
Zeiss-Photomikroskop 24 × 36, 63 ×.

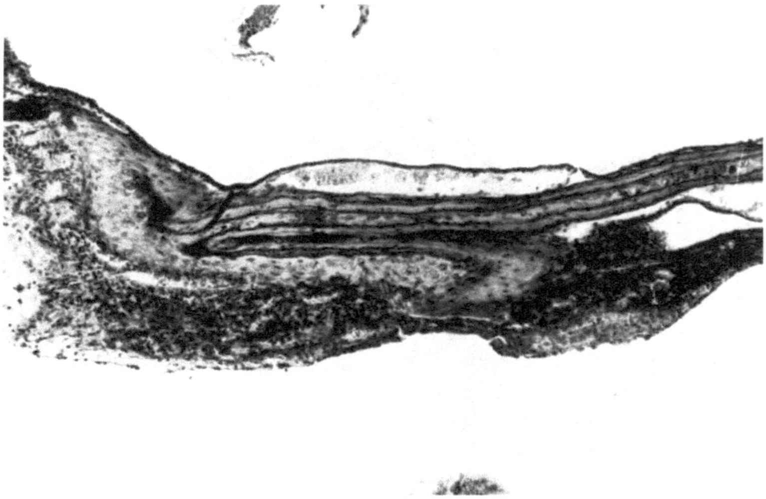

Abb. 32. Hammergriff — 4 Monate nach Transplantation.
Randständig keine Nekrosen, jedoch stärkere zellige Reaktion.
Zeiss-Photomikroskop 24 × 36, Obj. 10.

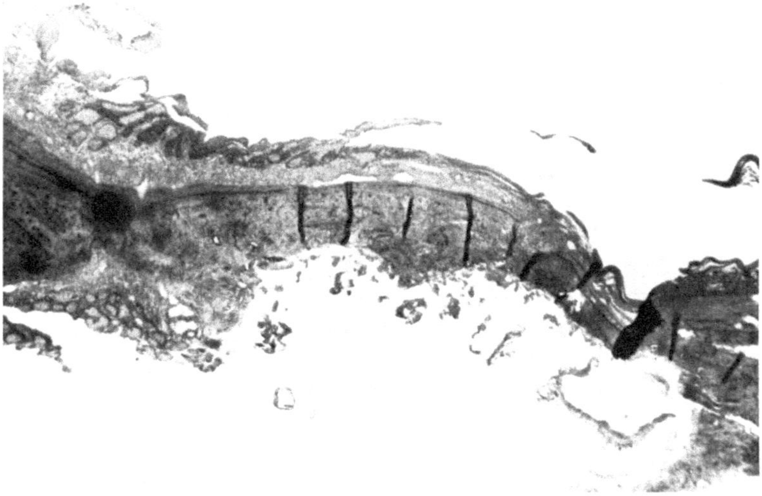

Abb. 33. Gehörgangsepithel-Transplantat — nach 180 Tagen.
Unauffälliger Gehörgangsknochen überkleidet mit lockerem Bindegewebe und kräftigem, z. T. papillärem Epithel.
Keine zelligen Infiltrate.
Zeiss-Photomikroskop 24 × 36, Obj. 10.

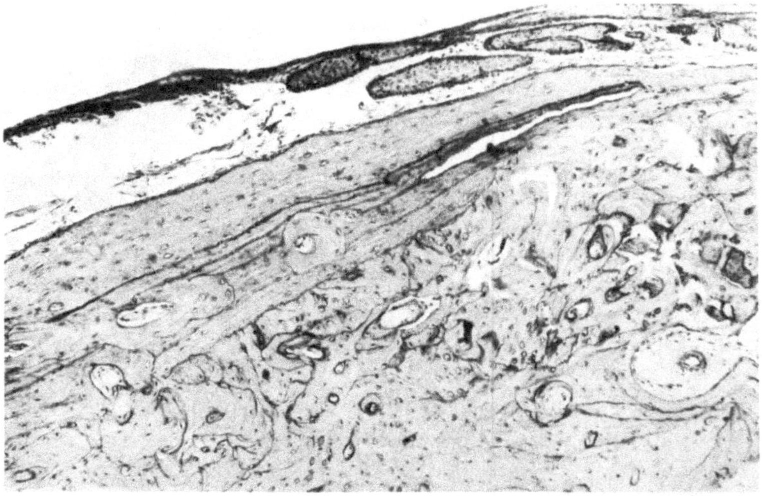

Abb. 34. Gehörgangsepithel-Transplantat — nach 18C Tagen.
Unauffälliger Gehörgangsknochen überkleidet mit lockerem Bindegewebe und kräftigem, papillärem Epithel.
Keine zelligen Infiltrate.
Zeiss-Photomikroskop 24 × 36, Obj. 25.

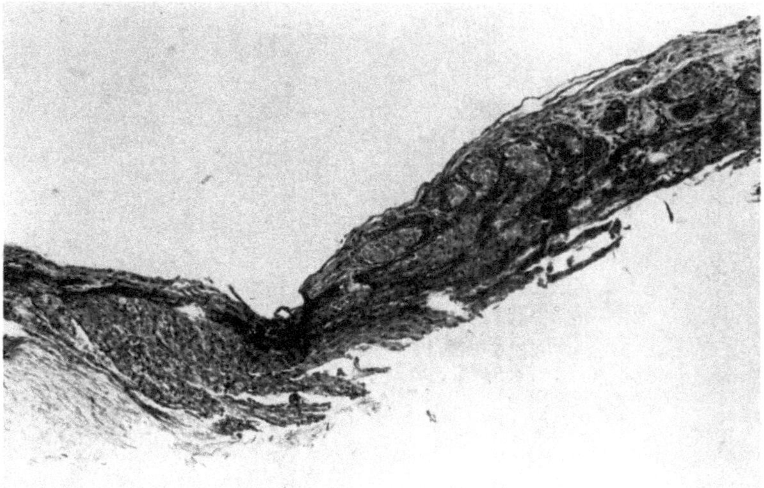

Abb. 35. Gehörgangshaut — 8 Monate nach Transplantation.
Kräftiges, zapfenartig und papillär ausgebildetes Plattenepithel. Dazwischen bzw. darunter spärlich dichtfaseriges Bindegewebe. Keine entzündlichen Reaktionen (vergl. auch Abbildung 36).
Zeiss-Photomikroskop 24 × 36, 25 ×.

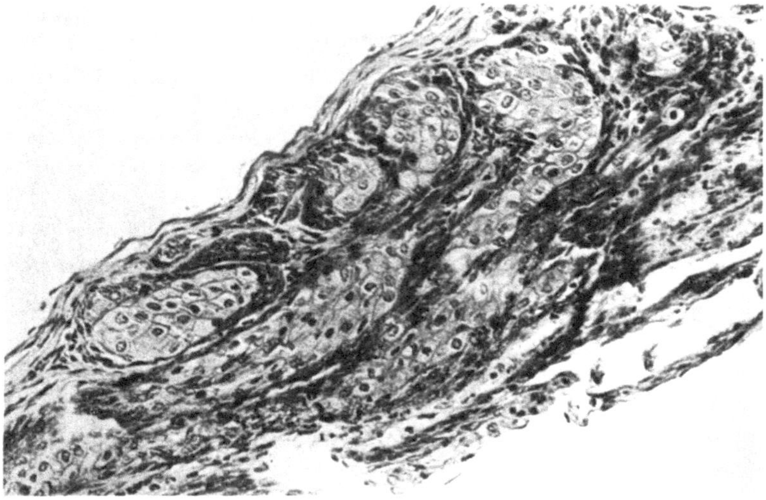

Abb. 36. Vergrößerung von Abbildung 35.
Zeiss-Photomikroskop 24 × 36, 63 ×.

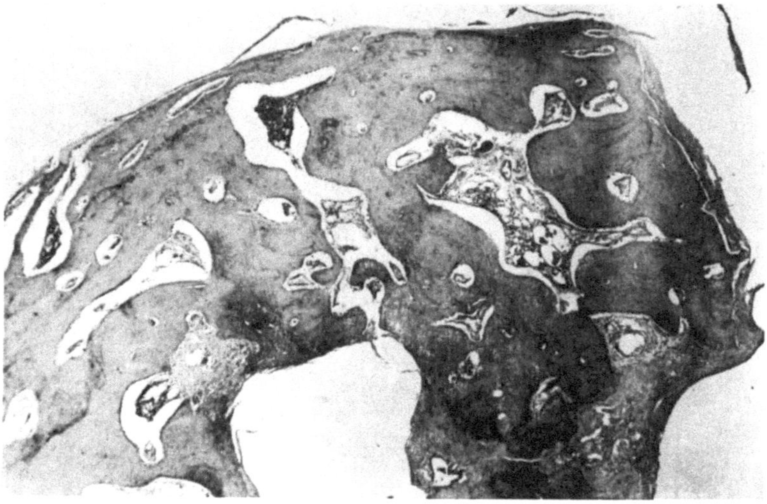

Abb. 37. Hammerkopf — 8 Monate nach Transplantation.
(Trommelfell — hier nicht abgebildet — erhalten.)
Lediglich durch Entkalkung artefiziell verwischte Knochenstruktur.
Sonst gute vitale Lamellierung. Zellhaltige „Markräume". Keine entzündlichen oder degenerativ-resorptiven Vorgänge.
Zeiss-Photomikroskop 24 × 36, 25 ×.

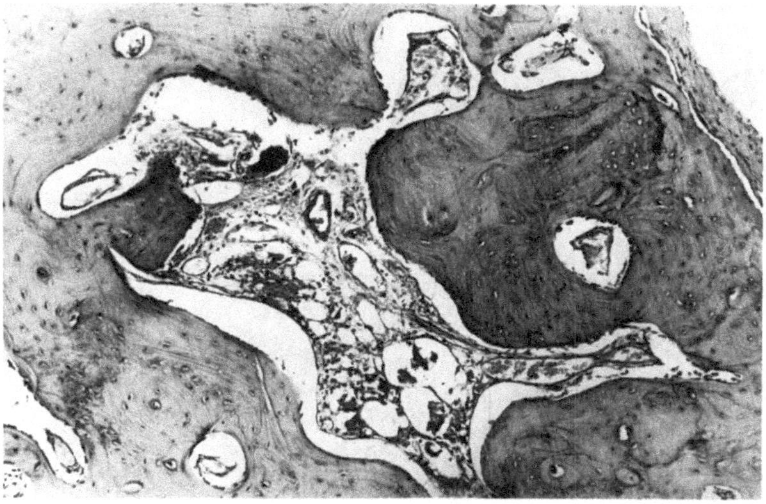

Abb. 38. Hammerkopf — Vergrößerung eines Abschnittes von Abbildung 37. Zeiss-Photomikroskop 24 x 36, Obj. 63.

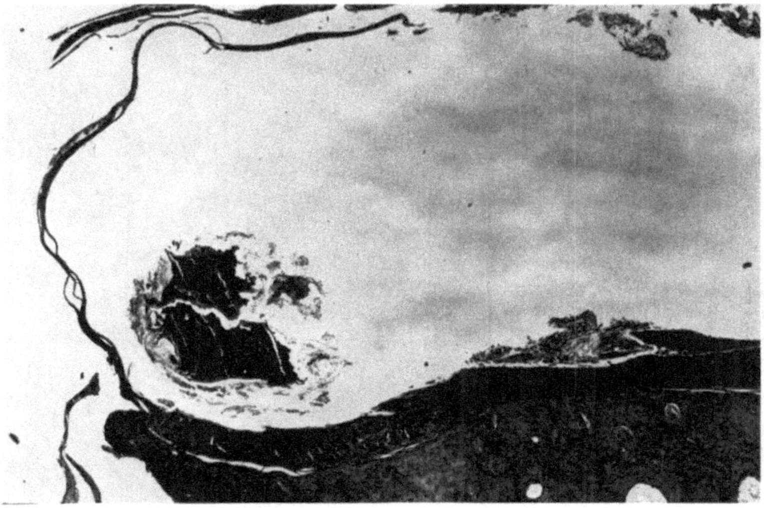

Abb. 39. Transplantat nach 1 Jahr und 2 Monaten.
Übersichts-Aufnahme des Transplantates. Kontinuität zwischen Gehörgangsepithel, welches kräftig ausgebildet ist, und dem Trommelfell.

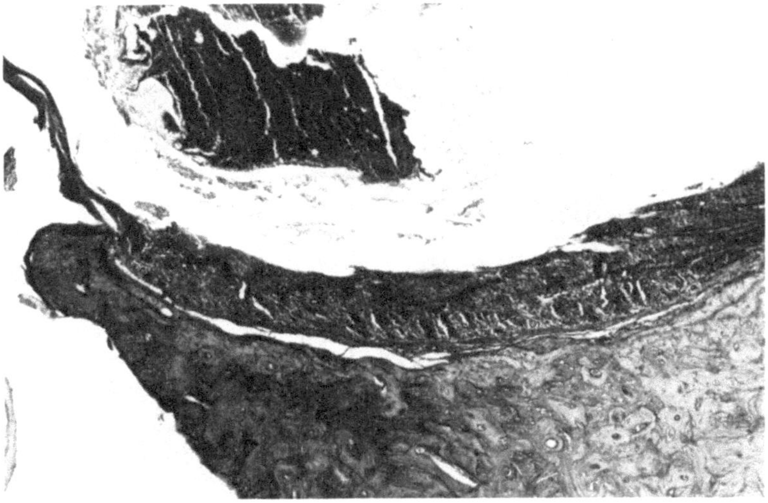

Abb. 40. (Vergrößerung 1:50 von Abbildung 39.)
Normales, kräftig strukturiertes Knochengewebe, scharfe Abgrenzung zur Epithelschicht, die sich auf das Trommelfell fortsetzt.

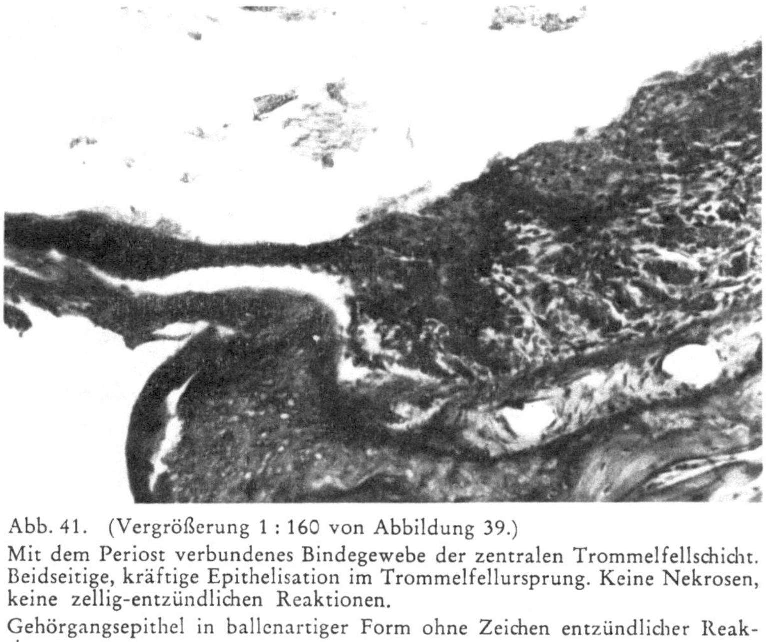

Abb. 41. (Vergrößerung 1 : 160 von Abbildung 39.)
Mit dem Periost verbundenes Bindegewebe der zentralen Trommelfellschicht. Beidseitige, kräftige Epithelisation im Trommelfellursprung. Keine Nekrosen, keine zellig-entzündlichen Reaktionen.

Gehörgangsepithel in ballenartiger Form ohne Zeichen entzündlicher Reaktionen.

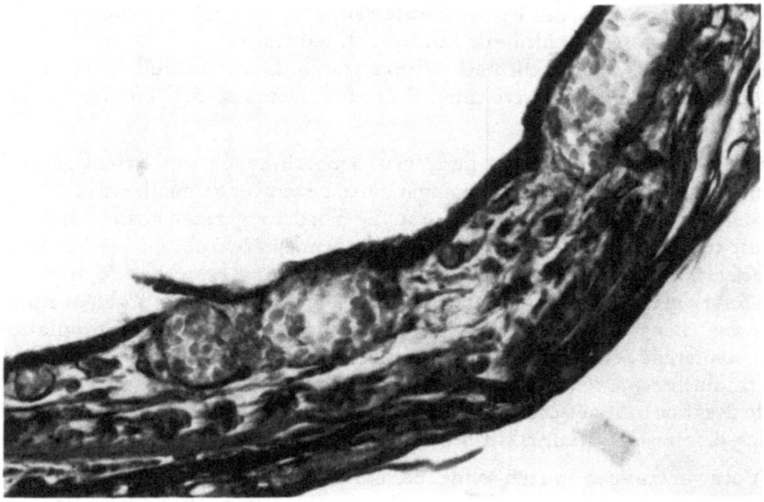

Abb. 42. (Vergrößerung 1:420 von Abbildung 39.)
Abschnitt des Trommelfelles. Deutlich abgrenzbar die zentrale bindegewebige Struktur und Kapillaren und feinen Gewebe-Spalten, kräftig gefärbte Kerne. Schmales, kontinuierlich überdeckendes Epithel. Größere Lakunen mit Erythrozyten.
Keine entzündlichen oder degenerativen Veränderungen.

Auch bei ungünstigen Ernährungsverhältnissen des transplantierten Epithels dürfte also ein vollständiger Ersatz durch Reorganisation gut möglich sein.

Der Vorgang einer beginnenden Vaskularisation des Transplantates ist in zwei Mechanismen wahrscheinlich und z. T. erkennbar. Da auch im nekrobiotischen Transplantat die Kapillarspalten, die im Trommelfell vielfach lakunenartig vorliegen, relativ lange gut erhalten bleiben und ihre adventitiellen Zellen eine offenbar günstige Regenerationspotenz aufweisen, besteht durchaus die Möglichkeit einer eigenen, aktiven Revaskularisierung bei einmal erfolgtem Anschluß an das Kapillarsystem des Granulationsgewebes. Dies erhöht die Gesamtdurchblutung, ermöglicht eine beschleunigte Gewebeneubildung und eine verstärkte Resorption nekrotischen Materials. Wir messen diesem Mechanismus eine besondere Bedeutung zu. Andererseits ist es vorstellbar, daß bei Notwendigkeit einer völligen Neu-Kapillarisierung sich die zeitliche Relation zwischen Granulationsvorgängen und nekrobiotischen Prozessen zuungunsten des Transplantates auswirkt und zu Defekten führen kann, die sich funktionell nachteilig auswirken müssen. Derartige Beobachtungen, die als Beweis dieser Theorie dienen könnten, wurden im vorliegenden Material jedoch nicht gemacht. Eine primäre Kapillarsprossung vom Transplantat aus, die aber nur unter optimalen Bedingungen zu erwarten wäre, war bei unseren Untersuchungen ebenfalls nicht mit Sicherheit nachweisbar.

Die Beobachtungen am knöchernen Anteil (Gehörknöchelchen) lassen eine durchweg gute Tendenz der Einheilung und Funktionsübernahme erkennen. In keinem der untersuchten Fälle ließen sich gröbere destruktive Veränderungen der Knochenstruktur ablesen. Dies läßt einerseits auf eine ausreichende Widerstandsfähigkeit des Materials gegenüber ungünstigen Ernährungsverhältnissen, andererseits auf eine schnelle Vaskularisation des Periosts schließen. Die für die Gehörknöchelchen charakteristischen spongiösen Hohlräume fanden sich teils fibrosiert, teils zellreich vor, wobei fortschreitende Nekrosen nicht nachweisbar waren. Der Anschluß an das Kapillarnetz erfolgt gleichzeitig mit der erreichten Blutdurchströmung des Trommelfelles und der Paukenhöhlenwand.

Faßt man also aus den vorausgegangenen Beobachtungen die wesentlichen Faktoren zusammen, die für das Zustandekommen einer neuen funktionellen Einheit notwendig sind, so ergibt sich für das Transplantat die Forderung einer ausreichenden Gewebemasse, die trotz der überwiegend in ihm einsetzenden Nekrobiose eine so lange Lebensdauer besitzt, bis die reaktiven Vorgänge des Empfängergewebes kompensierend eintreten können. Dazu gehört weiter ein intaktes und regenerationsfähiges Epithel sowie die Voraussetzung einer sterilen Übertragung, um deformierende Granulationen oder sogar destruierende, bakteriell bedingte, zusätzliche Nekrosen zu vermeiden. Für das Implantationsbett sind ausreichende Ernährungsbedingungen und eine rasch einsetzende Reaktionsbereitschaft zur granulativen Gewebeneubildung ohne übermäßige allergisch-defensive Initialreaktion zu fordern.

Diese Voraussetzungen waren ohne besondere pharmakologische Unterstützung an unseren Präparaten offenbar gegeben. Die histologischen Ergebnisse sprechen somit für eine insgesamt günstige Disposition im Verhalten der Gewebeformationen des Gehörganges und des tympanischen Bereiches gegenüber einem geeigneten Transplantat. Sie gestatten im Hinblick auf die bisher erreichte Zeitdauer und Wiederherstellung der Funktion sowie auf die histomorphologische Gewebestruktur berechtigte Hoffnung auf noch länger anhaltende Erfolge.

5. Nachweisversuche allergischer Reaktionen

Die Frage, ob nach Verpflanzung konservierten Gewebes, insbesondere nach Verwendung kältekonservierten Materials allergische Reaktionen in gleicher Weise wie bei Verwendung nicht konservierten Materials zum Mißlingen einer Transplantation beitragen, wird von mehreren Autoren unterschiedlich beantwortet. Kup [208 a] experimentierte mit gefriergetrocknetem Gewebe und stellte fest, daß nach Verpflanzung in die Paukenhöhle keine allergischen Reaktionen nachgewiesen werden konnten.

In unseren Tierversuchen galt es festzustellen, ob nach Transplantationen eine Präzipitation von Spender- und Empfängerseren erfolgt, ob es zur Ausbildung eines Arthus-Phänomens am vorsensibilisierten Tier kommt und ob ferner eine Zunahme der eosinophilen Zellen sowie der Plasmazellen im histologischen Präparat beobachtet werden kann. Die Transplantationen wurden an beiden Ohren unserer Tiere zu verschiedenem Zeitpunkt vorgenommen, so daß die Präzipitationsteste auch nach doppelter Sensibilisierung durchgeführt werden konnten.

Im Röhrchentest wurden Verdünnungsreihen von Empfängerseren bis 1 : 2048 hergestellt. Nach Unterschichtung mit Spenderseren konnten wir nach 24 und 48 Std. Aufbewahrung bei Zimmertemperatur in keinem Falle eine Präzipitation nachweisen. Ebenso hatte auch der Ouchterlony-Test, bei dem 1 % Agar mit Phosphatpuffer bei pH 7,0 verwendet wurde, immer ein negatives Ergebnis, es kam in keinem unserer Versuche zur Ausbildung der für eine erfolgte Präzipitation so typischen weißen Linien.

Da der Kontakt unserer Transplantate mit dem Wirtsorganismus in der Paukenhöhle nur gering ist, haben wir zusätzliche serologische Untersuchungen durchgeführt, nachdem wir durch Tiefkühlung konserviertes Fascienmaterial subcutan implantiert hatten, wobei ein inniger Kontakt mit gut durchblutetem Gewebe des Empfängers garantiert war. Auch hiernach konnten wir keine Präzipitation von Spender- und Empfängerseren konstatieren.

Eine weitere Möglichkeit zum Nachweis allergischer Reaktionen, speziell des ARTHUS-Phänomens, bietet die histologische Untersuchung. Aber auch hier konnten nach Sensibilisierung kein Ödem, keine stärkere Blutfüllung der Gefäße und keine Nekrosen nachgewiesen werden. Und weiterhin untersuchten wir die Zahl der eosinophilen Zellen, die nur einen geringen Unterschied zwischen sensibilisierten und nichtsensibilisierten Tieren ergab. Die Wahrscheinlichkeit einer echten Signifikanz wurde nach der t-Verteilung von STUDENT und FISHER [bei 99] ermittelt, woraus wir entnehmen können, daß mit mehr als 99 % Sicherheit keine Signifikanz im Unterschied unserer Zellzahlen vorliegt, so daß auch dieses Ergebnis gegen das Vorhandensein einer allergischen Reaktion spricht.

Unsere bisher beschriebenen Untersuchungsergebnisse geben keinen Hinweis auf Antigen-Antikörper-Reaktionen nach Verpflanzung kältekonservierten Transplantatmaterials. Da die Nachweismethoden möglicherweise nicht empfindlich genug waren, führten wir noch weitere Versuche durch, indem wir Kaninchen mit Blut des Spendertieres sensibilisierten und anschließend durch Kälte konserviertes Material des gleichen Spenders verpflanzten. Nach 10 Tagen fehlten praktisch sämtliche Zeichen einer lokalen allergischen Reaktion: das Ödem, die Nekrose und die Anreicherung eosinophiler Zellen und Plasmazellen. Da diese Methode überaus empfindlich ist und beim Kaninchen nach SILBER [bei 99] mit besonders hoher Wahrscheinlichkeit eine Reaktion hätte erwartet werden können, darf ihr Ausbleiben als wichtiges Argument gegen eine erfolgte Sensibilisierung durch kältekonserviertes Transplantationsmaterial gewertet werden.

Es erscheint uns auf Grund unserer Tierexperimente hinreichend erwiesen, daß es beim Kaninchen nach Verwendung konservierten Homoiotransplantatmaterials zu keiner quantitativ bedeutungsvollen Antigen-Antikörper-Reaktion kommt, die auf das Schicksal des Transplantates Einfluß nehmen könnte.

IV. Klinische Erfahrungen mit Homoiotransplantaten

Seit 1961 haben wir nach vorher durchgeführten bakteriologischen und histologischen Untersuchungen das Homoiotransplantat, das aus einem Teil der Gehörgangshaut, Trommelfell und Gehörknöchelchenkette besteht, in der Mittelohrchirurgie angewendet. Wir wollen unsere klinischen Erfahrungen mit dieser Methode im einzelnen schildern.

In einem Zeitraum von fünf Jahren haben wir von 1961 bis 1965 insgesamt 96 Patienten mit chronischer Mittelohrentzündung nach der oben genannten Methode operiert. Bei 2 Patienten mit doppelseitiger chronischer Mittelohrentzündung wurden beide Ohren operiert und homoioplastisches Material verpflanzt, so daß sich die Zahl der operierten Ohren insgesamt auf 98 erhöht. Von diesen 96 Patienten waren 57 Männer und 39 Frauen. Die Verteilung des Lebensalters zeigt folgende Übersicht:

Tabelle I

Alter	10—19	20—29	30—39	40—49	50—59	60—69
Zahl	8	16	43	19	9	3 = 98

1. Herkunft, technische Vorbereitung und Konservierung des Materials

Es kamen bei dieser Methode nur Ohren zur Operation, deren Zustand eine Tympanoplastik vom Typ III, IV oder V nach der Einteilung von WULLSTEIN [445] erforderte.

Das Transplantatmaterial wurde Leichen entnommen. Die Gewinnung von Homoiotransplantaten bereitet einige Schwierigkeiten. Zunächst ist es notwendig, die betreffende Anamnese ausführlich zu studieren. Es kamen keine Leichen in Frage, bei denen Tuberkulose, Hepatitis u. a. ansteckende Krankheiten in der Vorgeschichte gefunden wurden. Als besonders günstig erweisen sich Transplantate, die von Patienten, die durch Unfall oder an Kreislaufkrankheiten gestorben sind, gewonnen werden können.

Nach GIBSON [123], DAVIS und CURRAN [98] überlebt Knorpelgewebe den Tod des Menschen um 72 Stunden. Wir haben unsere Präparate den Leichen zu verschiedenen Zeiten nach dem Tode entnommen, in jedem Fall aber wurde die Zeit von 24 Stunden p. m. nicht überschritten.

KRÜGER hat 1963 durch Vitalfärbung bei Knorpelgewebe gezeigt, daß bei frischem, bis zu 6 Stunden p. m. entnommenem Knorpel genauso viele anfärbbare Zellen vorhanden sind (60 bis 92 %) wie bei in vivo gewonnenem Knorpel. Weiter schreibt KRÜGER [207], daß das Absterben der Knorpelzellen in der Leiche wahrscheinlich durch Toxine bedingt ist, die vermutlich durch Autolyse der angrenzenden Gewebe oder auch durch bakterielle Zersetzung nach Keiminvasion vom Darm her entstehen. Wir haben zur Zeit noch keine Erfahrungen über die Zeiteinheit, in der das Mittelohr vom Gehirn oder vom Darm her infiziert werden kann. Möglicherweise gestattet eine systematische bakteriologische Untersuchung eine Heraufsetzung der Zeitgrenze, an die wir uns künftig halten können. Die bakteriologische Untersuchung unserer Präparate (Haut des knöchernen Gehörganges, Trommelfell mit Gehörknöchelchenkette), innerhalb von 24 Stunden nach eingetretenem Tod gewonnen, ergab stets sterile Kulturen. Jedes Präparat wurde sofort nach der Gewinnung in Antibioticalösung eingelegt.

Bei der Auswahl von Transplantatspendern interessiert weiterhin die Frage, wie alt der Spender sein darf. Es ist bekannt, daß die Gewebe mit zunehmendem Alter eine Reihe von Veränderungen degenerativer Art erfahren und daß andererseits beim jugendlichen Menschen der Wassergehalt der Gewebe reichlicher ist. Bis jetzt ist uns das Eintreten der Veränderung im inneren Ohr beim alten Menschen mit begleitendem Ausfall der höheren Töne (Altersschwerhörigkeit) bekannt. Eine starke degenerative Veränderung bei älteren Menschen im Mittelohr bezüglich des Trommelfelles und der Gehörknöchelchenkette ist dagegen nicht festzustellen. Wenn es zur Austrocknung des Trommelfelles und der Gehörknöchelchenkette gekommen ist, so ist das nur um so günstiger für die Konservierung und spätere Verpflanzung. Unter dem Mikroskop wird die Haut vom knöchernen Teil des Gehörganges zusammen mit dem Anulus fibrosus und dem Trommelfell abpräpariert. Der Kuppelraum wird mit der Fräse breit eröffnet; nach Durchschneiden des M. stapedius und des M. tensor tympani wird die gesamte Gehörknöchelchenkette zusammen mit der Fußplatte herausgenommen, das so gewonnene Präparat in Antibioticalösung eingebracht und bis -24° C unterkühlt. Natürlich ist bei der Gewinnung des Präparates äußerste Sorgfalt notwendig, da besonders das Gelenk zwischen dem Amboßfortsatz und dem Steigbügel zu erhalten ist. Das Präparat sieht so aus, wie es die Abbildungen 43, 44 und 45 zeigen.

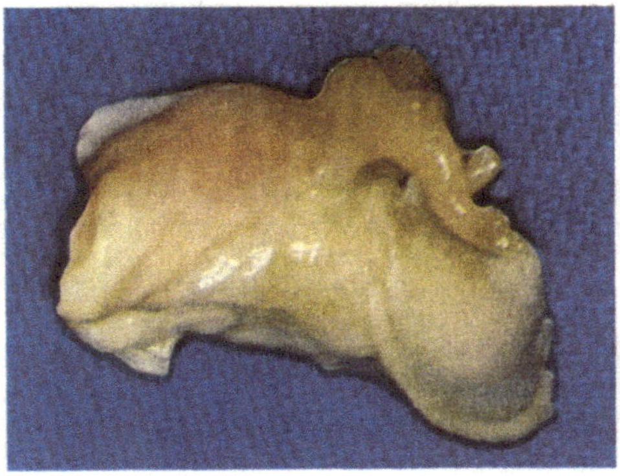

Abb. 43. Das Homoiotransplantat ohne Steigbügel, das bei Tympanoplastik Typ III eingesetzt wird.

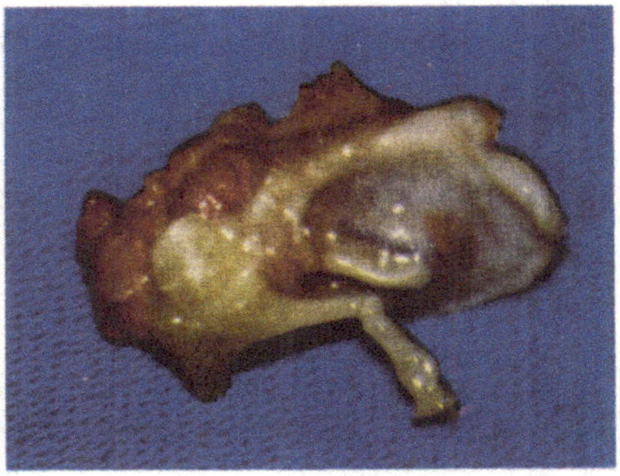

Abb. 44. Das Homoiotransplantat, bei dem die gesamte Gehörknöchelchenkette erhalten ist. Es wird bei Tympanoplastik Typ IV und V eingesetzt.

Als derzeit beste Konservierungsmethode gilt das Kälteverfahren mit Hilfe tiefer Temperaturen. Diese ermöglichen nicht nur eine Erhaltung der morphologischen Struktur, der Phosphataseaktivität und Eiweißreversibilität, sondern führen u. a. auch zu einer noch nicht im einzelnen faßbaren „Eiweißdespezifizierung“, die erst den allgemeinen Gebrauch homologen wie heterologen Gewebes ermöglicht, Ritter [326]. Im Laufe von einigen Jahren wurden von uns mehr als 200 Präparate von Leichen gewonnen und in Antibioticalösung bei -24° C aufbewahrt. Die Konservierung der Homoiotransplantate dauerte mindestens 2 Wochen, dann waren sie verwendungs-

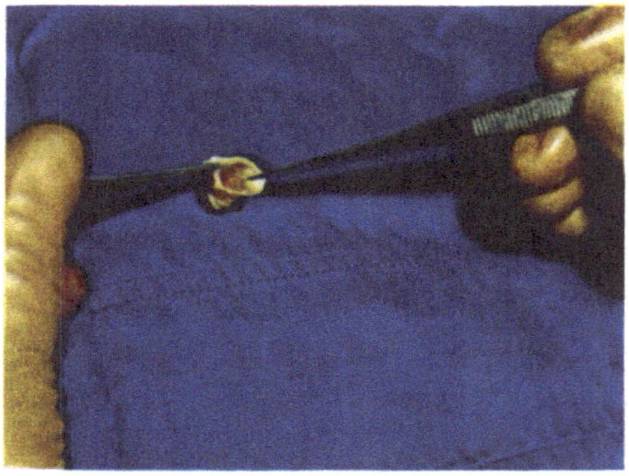

Abb. 45. Das Homoiotransplantat, bei dem die abpräparierte Haut vom knöchernen Teil des Gehörganges erhalten ist.

fähig (Faktor K nach AXHAUSEN [15 a]). Diese konservierten Transplantate dürfen nicht länger als 5–6 Wochen aufbewahrt werden. Einen Tag vor der Verpflanzung wird das in Antibioticalösung unterkühlte Präparat aufgetaut und in eine frische Antibioticalösung eingelegt. Mehrmalige bakteriologische Untersuchungen der Präparate ergaben immer sterile Kulturen.

2. Methodik der Transplantation

Für die Verpflanzung der Homoiotransplantate wurden Patienten mit chronischen Mittelohrentzündungen ausgesucht, d. h. Patienten mit totalem Trommelfelldefekt und zerstörter Gehörknöchelchenkette, bei denen der Zustand eine Tympanoplastik vom Typ III, IV oder V nach WULLSTEIN verlangt hätte. Beim größten Teil unserer Patienten war eine Tympanoplastik Typ III erforderlich (Tab. II).

Tabelle II

Tympanoplastik	Typ III	Typ IV	Typ V	Gesamtzahl
Anzahl	81	14	3	98

Die Sanierung des Mittelohres haben wir nach der üblichen Weise, den gegebenen Verhältnissen entsprechend retroauriculär oder endaural durchgeführt. Eine Priorität konnten wir keiner von beiden Methoden zuordnen, sowohl der endaurale als auch der retroauriculäre Weg hat seine Berechtigung und hängt von den jeweiligen lokalen Veränderungen im Mittelohr ab (Tab. III).

Tabelle III

Operationen	endauraler Schnitt	retroauriculärer Schnitt	Gesamtzahl
Anzahl	51	47	98

Bei der Tympanoplastik vom Typ III wird das Transplantat in die Ohrhöhle so eingelegt, daß der Proc. lenticularis des Amboßschenkels auf dem Steigbügelkopf liegt (Abb. 46 u. 47). Durch Hammergriff, Anulus fibrosus und einen Teil der Gehörgangshaut bleibt das Trommelfell gut fixiert und angespannt (Abb. 48, 49, 50). Besonders

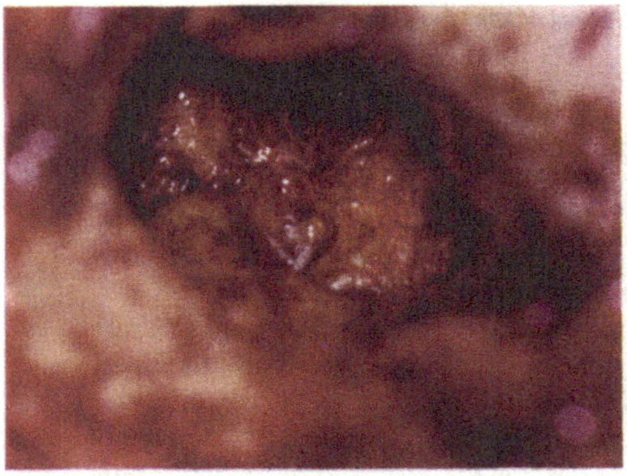

Abb. 46. Die mediale Wand der Paukenhöhle ist vorbereitet zur Einpflanzung des Homoiotransplantates.

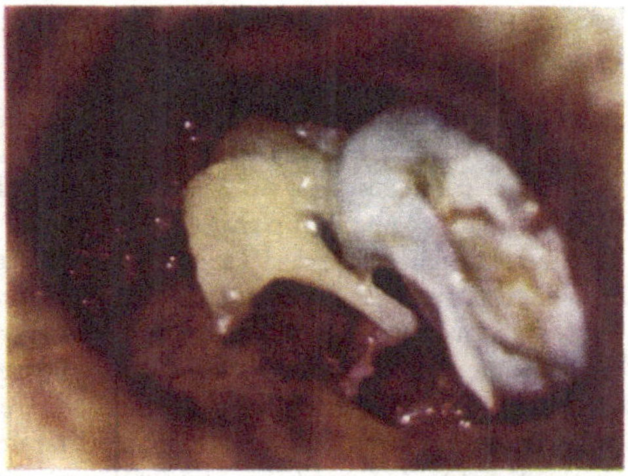

Abb. 47. Processus lenticularis des Amboßfortsatzes liegt auf dem Steigbügelkopf.

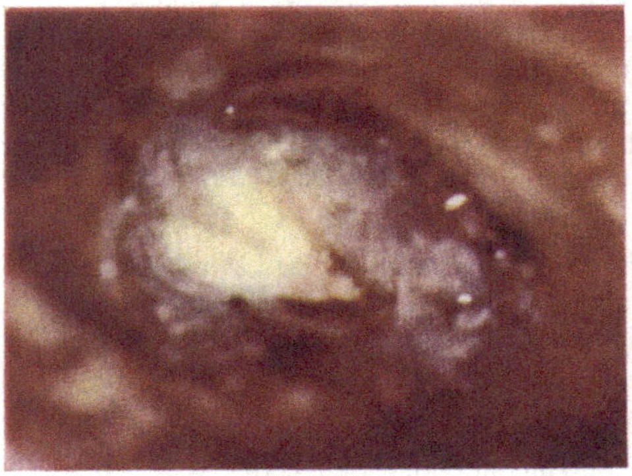

Abb. 48. Das Homoiotransplantat ist eingepflanzt. Tympanoplastik Typ III.

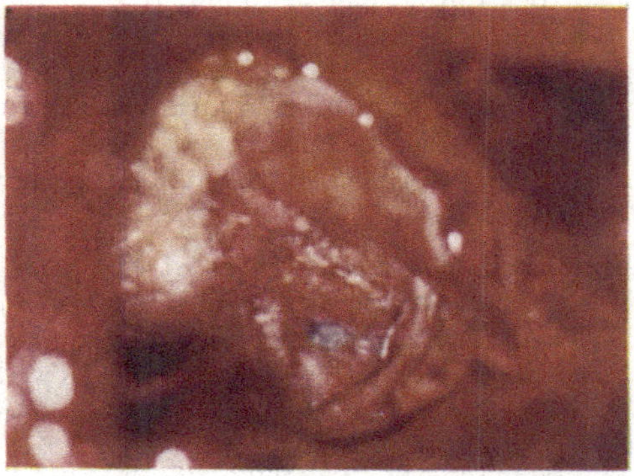

Abb. 49. Das Homoiotransplantat ist eingepflanzt. Tympanoplastik Typ IV.

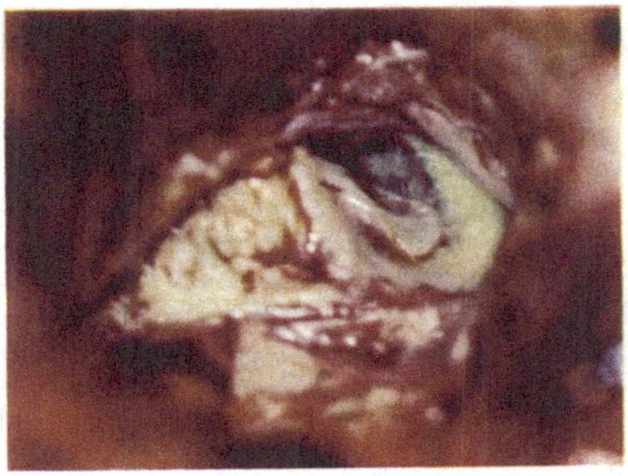

Abb. 50. Das Homoiotransplantat ist bei Tympanoplastik Typ V eingepflanzt.

gut geeignet ist die Verwendung des Homoiotransplantates bei den Ohren, denen der Anulus fibrosus fehlt.

Bei der Tympanoplastik vom Typ IV wird das homoioplastische Transplantat — bestehend aus einem Teil der Haut des Gehörganges, dem Trommelfell und Gehörknöchelchenkette — in die Ohrhöhle verpflanzt (Abb. 44). Durch diese Art der Transplantation ist die Tympanoplastik vom Typ IV nach WULLSTEIN [445] verändert worden. An Stelle der kleinen Paukenhöhle und der freigelassenen Nische des ovalen Fensters ist jetzt die gesamte Paukenhöhle und die Gehörknöchelchenkette wieder hergestellt worden. Durch diese Art der Verpflanzung ist die Funktion der Schallübertragung gewährleistet. Manchmal stößt man auf Schwierigkeiten, wenn die Größenverhältnisse der beiden Fußplatten infolge sklerosierender Prozesse im Bereich der Nische des ovalen Fensters nicht übereinstimmen. Diese Situation ist zu überwinden, entweder durch Entfernung der Fußplatte des Steigbügels, so daß beide Stapesschenkel mit der noch erhaltenen Fußplatte verbunden werden, oder durch Bindegewebstransplantation zwischen beide Fußplatten zur Herstellung des Kontaktes und Erhaltung der Schwingungsfähigkeit. Bei der Tympanoplastik vom Typ V haben wir nach der Entfernung der Fußplatte entweder Venen- oder Fasciengewebe eingelegt, darüber den Steigbügel mit der Fußplatte. In einigen Fällen ist die Nische vom ovalen Fenster infolge sklerosierender Prozesse sehr verengt und der Kontakt der verpflanzten Fußplatte ist nicht in idealer Weise vorhanden. Um diese Verbindung herzustellen, wird die Fußplatte entfernt und die Steigbügelschenkel werden über der künstlichen Fußplatte aus Venen- oder Fasciengewebe befestigt — vorausgesetzt, daß das Mittelohr trocken ist.

In allen Fällen haben wir jedoch eine vollständige Wiederherstellung des Mittelohres durch Verpflanzung von Gehörgangshaut, Trommelfell und partieller oder gesamter Gehörknöchelchenkette erreicht. Wir kennzeichnen deshalb unsere Fälle in Anlehnung an die Einteilung nach WULLSTEIN mit: Typ S v = Stapes vorhanden, Typ F b = Fußplatte beweglich und Typ F f = Fußplatte fest.

Die Sanierung der Paukenhöhle, des Aditus ad antrum und der Zellen des Warzenfortsatzes haben wir in üblicher Weise durchgeführt. Wir konnten dabei, wie schon erwähnt, keiner bestimmten Methode den Vorzug geben; der endaurale wie der retroauriculäre Zugangsweg haben ihre Berechtigung. Ihre Wahl ist abhängig von der jeweiligen lokalen Veränderung im Mittelohr. Wenn die Operationshöhle größer ist, wird sie durch Verwendung eines Bindegewebe-Schwenklappens verödet, gethierscht oder mit dünnen Hautlappen ausgekleidet. Die Hautlappen werden entweder von der Haut hinter der Ohrmuschel nach WULLSTEIN [445] oder vom hinteren, oberen Teil des Gehörganges nach PLESTER [299, 300, 301, 302] gewonnen. Da das Trommelfell beim homoioplastischen Transplantat zusammen mit dem Anulus fibrosus und der Gehörknöchelchenkette eingepflanzt wird, konnten wir immer eine normale Paukenhöhle wiederherstellen. Nur in einigen Fällen haben wir in Penicillinlösung getränkte Stückchen Gelatineschwamm in die Paukenhöhle eingelegt, damit die Gehörknöchelchenkette besser fixiert werden konnte. Zweifellos erfordert die Tympanoplastik mit Verpflanzung eines Homoiotransplantates mehr Zeit und größere Sorgfalt bei der genauen Anpassung. Außerdem muß die Vorbereitung des Homoiotransplantates in subtiler Technik durchgeführt worden sein.

P. op. werden 5—8 Tage lang Antibiotika und Cortisone verabreicht. Am 8. bis10. Tag wird die Gelatineschwammtamponade entfernt. Es zeigen sich dann gewöhnlich zwei verschiedene Bilder des Homoiotransplantates. In den meisten Fällen sieht das verpflanzte Trommelfell nach der Entfernung des Gelatineschwammes weißlich und trocken aus und die oberste Epithelschicht ist gelockert, sie kann ohne Schwierigkeiten entfernt werden (Abb. 51, 52). Die Ohrhöhle sezerniert nur gering und in 12 bis 14 Tagen p. op. wird sie vollkommen trocken (Abb. 53). In einigen Fällen aber sieht das Bild nach der Entfernung des Gelatineschwammes anders aus: das verpflanzte Trommelfell ist blau-rötlich verfärbt und die oberste Schicht des Epithels ist nicht gelockert, sondern haftet fest auf der Unterlage (Abb. 54, 55). Einige Tage danach ist

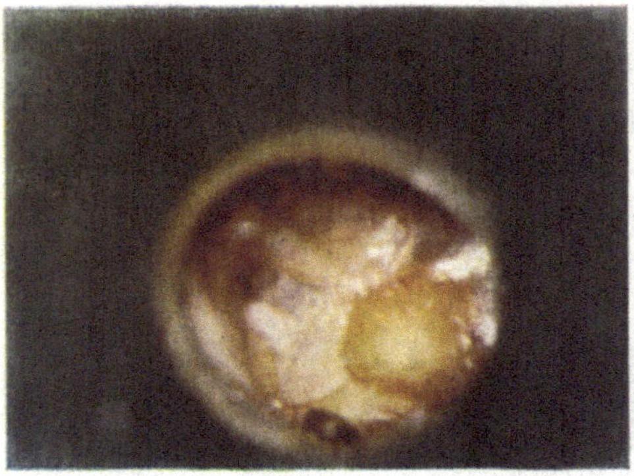

Abb. 51. 12 Tage nach der Verpflanzung des homoioplastischen Trommelfelles (weißlicher Typ).

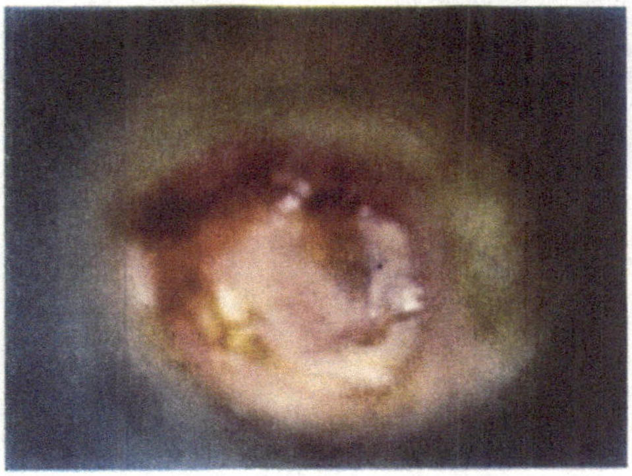

Abb. 52. 18 Tage nach der Verpflanzung des homoioplastischen Trommelfelles (weißlicher Typ).

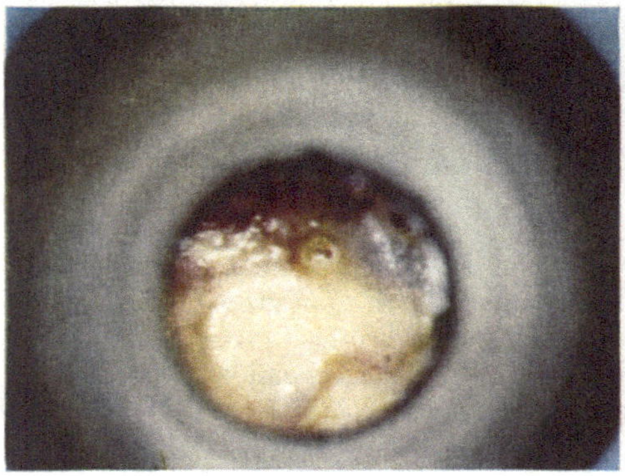

Abb. 53. 25 Tage nach Verpflanzung des homoioplastischen Trommelfelles.

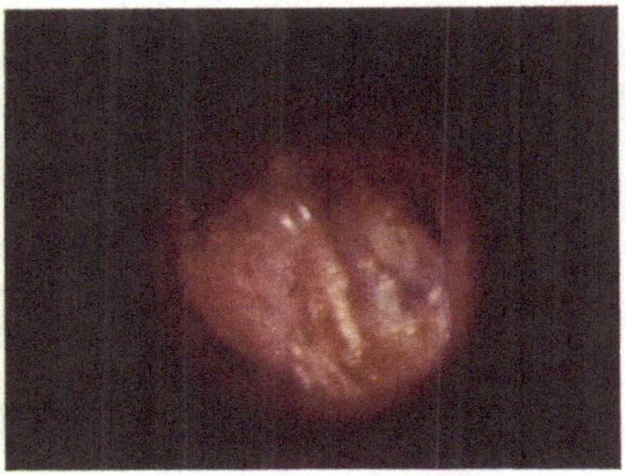

Abb. 54. 30 Tage nach der Verpflanzung des homoioplastischen Trommelfelles (blau-rötlicher Typ).

das Trommelfell nekrotisch. Die klinische Nachbehandlung muß in diesen Fällen verlängert werden. Die Epithelisierung beginnt von der Peripherie her und ist im Laufe von 18 bis 20 Tagen auch hier abgeschlossen (Abb. 56, 57).

Bei der Verwendung von Homoiotransplantaten haben wir festgestellt, daß nach der üblichen Konservierungsmethode in Temperaturen von – 18° C bis – 24° C beim Auftauen die oberste Schicht des Epithels gelockert ist und diese sehr leicht entfernt werden kann. Nach Verwendung solcher Homoiotransplantate erfolgte die Einheilung fast ohne makroskopisch sichtbare Reaktion, und der Verlauf der Nach-

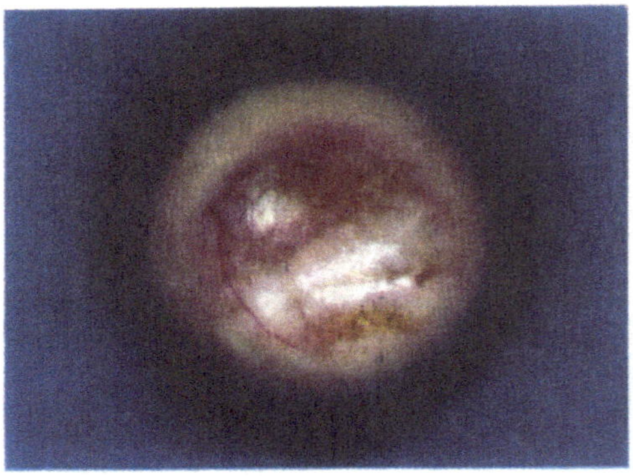

Abb. 55. 40 Tage nach der Verpflanzung des homoioplastischen Trommelfelles (blau-rötlicher Typ).

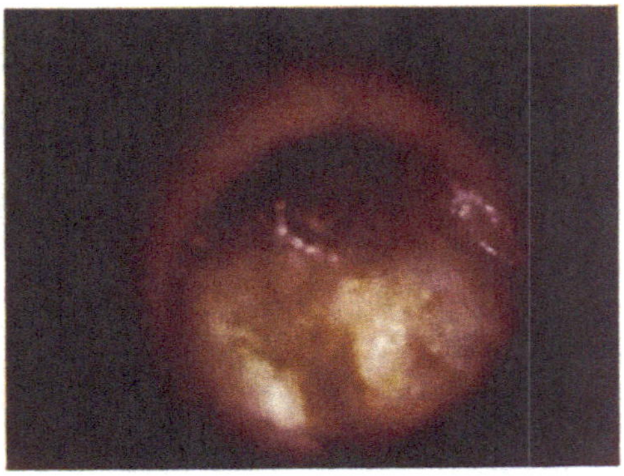

Abb. 56. 45 Tage nach der Verpflanzung des homoioplastischen Trommelfelles (blau-rötlicher Typ).

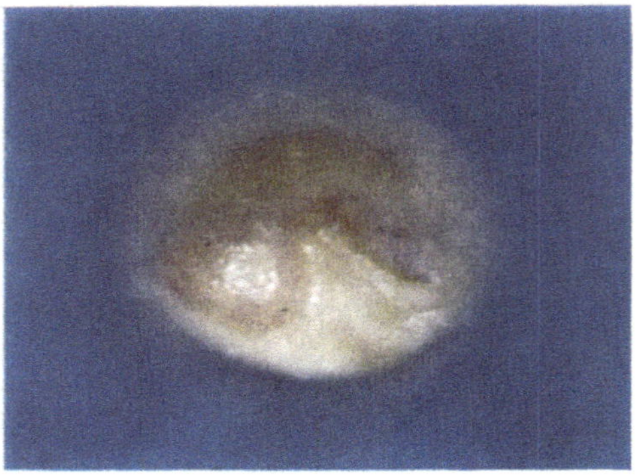

Abb. 57. 80 Tage nach der Verpflanzung des homoioplastischen Trommelfelles (blau--rötlicher Typ).

behandlung war komplikationslos (Abb. 11, 12). Hierbei konnten wir die Beobachtungen von TIEDEMANN [401, 402, 403] und besonders von BANDTLOW [20] bei Autotransplantationen bestätigen. Zunächst wird das alte Epithel abgestoßen und durch ein neues ersetzt. Dies konnten wir in gleicher Weise bei Homoiotransplantaten beobachten, die von älteren Menschen gewonnen worden waren.

3. Diskussion der eigenen Transplantationsergebnisse

Sämtliche 98 Operationen wurden von einem Operateur ausgeführt, so daß Unterschiede infolge verschiedener Technik entfallen. Die letzten Operationen lagen bei der Niederschrift dieser Arbeit länger als zwei Jahre zurück, was eine ausreichende Nachuntersuchungsfrist garantiert. Die Beurteilung der Befunde erfolgte nach folgenden Gesichtspunkten:

a) Zeitpunkt der klinischen Einheilung
b) Zeitpunkt des Auftretens von Defekten oder Totalabstoßungen
c) Dauer der klinischen Nachbehandlung
d) Auftreten typischer Veränderungen im Blutbild

e) Nachuntersuchungsbefunde ein oder mehrere Jahre p. op.
f) Histologische Untersuchung dreier nicht gut eingeheilter Homoiotransplantate und eines gut eingeheilten, aber wegen unerträglichen Ohrensausens partiell entfernten Transplantates.

a) Zeitpunkt der klinischen Einheilung

PREOBRASCHENSKI [309] hat beschrieben, daß konservierte Duralappen am 10. bis 12. Tage durch einwachsende Gefäße eine rötliche Farbe annehmen, zwischen dem 20. und 25. Tag blasser werden und etwa am 40. Tag transparent sind wie ein normales Trommelfell. Wir können die Regelmäßigkeit dieser Entwicklung nicht bestätigen. Wie bereits geschildert, sehen wir hauptsächlich zwei Arten der Einheilung und deuten die blau-rötliche Verfärbung des Transplantates als ungünstiges Zeichen. In diesen Fällen verlängert sich die Dauer der klinischen Nachbehandlung. Diese Erscheinung ist nichts anderes als eine überschießende Reaktion des Wirtsorganismus, in deren weiterem Verlauf es zur teilweisen oder totalen Resorption des schon dünn und durchscheinend gewordenen Trommelfelles kommen kann. In 4 Fällen wurde von uns eine ähnliche Reaktion beobachtet und in 3 dieser Fälle kam es zur Nekrose des Transplantates. Dagegen betrachten wir die Fälle für die Einheilung als sehr günstig, bei denen das Transplantat p. op. blaß erscheint und sich die oberste Epithelschicht als locker erweist. Bei diesen Patienten wird die Ohrhöhle in kurzer Zeit völlig trocken, das transplantierte Trommelfell bekommt ein normales Aussehen – es wird transparent und ist beim *Valsalva* gut beweglich.
Von unseren 98 durchgeführten Operationen mit Verwendung eines Homoiotransplantates konnten 81 als einwandfreie Heilung verbucht werden, d. h. daß wir durch diese Operation 82,6 % Ausheilung erreichen konnten. Wie aus Abbildung 58 hervorgeht, liegt der Zeitpunkt der völligen Einheilung überwiegend zwischen dem 10. und

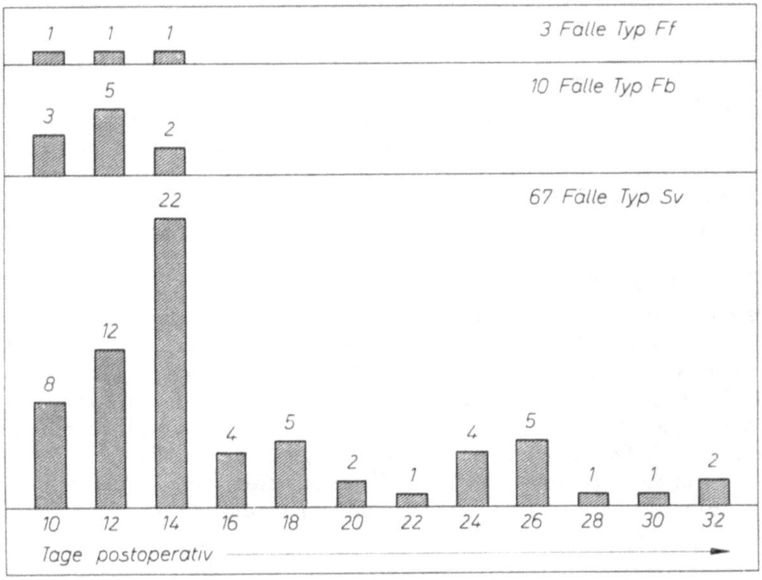

Abb. 58. Zeitpunkt der klinischen Einheilung bei Verwendung des Homoiotransplantates bei der Tympanoplastik.

14. Tag, nur wenige Fälle zeigen einen protrahierten Heilverlauf über die Dauer bis zu einem Monat. Im Einheilungsprozeß ist fast kein Unterschied zwischen Typ S v, F b und F f festzustellen. Jedenfalls lesen wir aus diesen Zahlen, daß es offensichtlich keinen festen oder typischen Zeitpunkt gibt, zu dem Homoiotransplantate in der Paukenhöhle einwachsen oder eingewachsen sein müssen, wenn ein Erfolg erwartet werden soll. Es ist bemerkenswert, daß auch bei Autotransplantaten kein genauer Zeitpunkt zum Einwachsen bzw. zur Ausheilung der Paukenhöhle an einem wesentlich umfangreicheren Operationsgut in mehr als zwölf Jahren Erfahrung gefunden werden konnte. Vergleicht man unsere 81 klinisch gut eingeheilten Homoiotransplantate mit solchen Operationen, bei denen Autotransplantate verwendet wurden, kommt man zu günstigeren Ergebnissen bei Homoiotransplantaten.

b) Zeitpunkt des Auftretens von Defekten oder Totalabstoßungen

Bei den 98 Tympanoplastiken mit Homoiotransplantaten kam es nur 11mal zu Störungen der Einheilung, die sich in Dauerdefekten des Trommelfelles äußerten. Es erscheint uns wichtig mitzuteilen, daß es nur bei 3 Patienten innerhalb von 8 bis 14 Tagen nach der Verpflanzung zu einer Nekrose des Transplantates kam. Bei diesen Patienten handelte es sich um totale Trommelfelldefekte, die seit der Kindheit bestanden, und bei denen die Paukenhöhle und Gehörgangswand stark vernarbt waren. In den anderen 8 Fällen bildete sich nur eine Perforation des verpflanzten Trommelfelles, wodurch sich die Funktion des Mittelohres verschlechterte. Wie kam es nun in diesen Fällen zur Perforation? Wir stellten fest, daß nach der Entfernung des Gelatineschwammes das verpflanzte Trommelfell leicht blau-rötlich aussah; die Funktion des Mittelohres war bei diesen Patienten ausnahmslos sehr gut. Ab 15. bis 18. Tag p. op. beobachteten wir an Stelle der Einheilung eine starke Atrophie des Trommelfelles, das immer dünner und durchscheinender wurde, und im Laufe von einigen Tagen zeigte sich eine Perforation und es konnte eine zunehmende Einschmelzung festgestellt werden. Bei Homoiotransplantaten besteht die Möglichkeit der Bildung immunobiologischer Abwehrvorgänge seitens des Empfängers, die zum Untergang des Transplantates führen können. Der Zeitpunkt, zu dem diese Reaktionen einsetzen, liegt um den 10. bis 12. Tag p. op. Es muß aber berücksichtigt werden, daß auch Haut-Autotransplantate in diesen Tagen gehäuft verlorengehen, eine Entwicklung, die jeder Otochirurg als verhängnisvolle Folge der in der ersten postoperativen Phase besonders häufigen Ohreiterung kennt. Diese Erfahrung entkräftet weitgehend den Rückschluß, daß die Abstoßung des Homoiotransplantates zum erwähnten Zeitpunkt durch eine Sensibilisierung des Wirtsorganismus zustande kommt.

c) Dauer der klinischen Nachbehandlung

Die Dauer der stationären Nachbehandlung bei operativen Eingriffen ist nicht nur ein wichtiger ökonomischer Faktor, sondern erlaubt auch vergleichende Rückschlüsse auf den Wert verschiedener Behandlungsmethoden. Daß es dabei immer wieder einmal Einzelfälle gibt, bei denen aus bestimmten Gründen andere Maßstäbe gesetzt werden müssen, ändert nichts an dieser Tatsache. Aus unserem Krankengut haben wir für eine solche Aufstellung 96 Fälle herangezogen, die restlichen waren nicht zu bewerten, da es sich bei ihnen um Eingriffe am zweiten Ohr handelte. Bei allen in drei Gruppen aufgeteilten Operationen ist erkennbar, daß die klinische Nachbehandlung in der Regel zwischen dem 10. und 18. Tag abgeschlossen ist, wenn auch längere Heilverläufe vorkommen (Abb. 59). Wünschenswert wäre ein Vergleich mit Tympanoplastiken, bei denen Haut oder Fascie oder Haut und Fascie nach KLEY [196] verwendet wurden. Da bei diesen subtilen Operationen technische Dinge, wie die An-

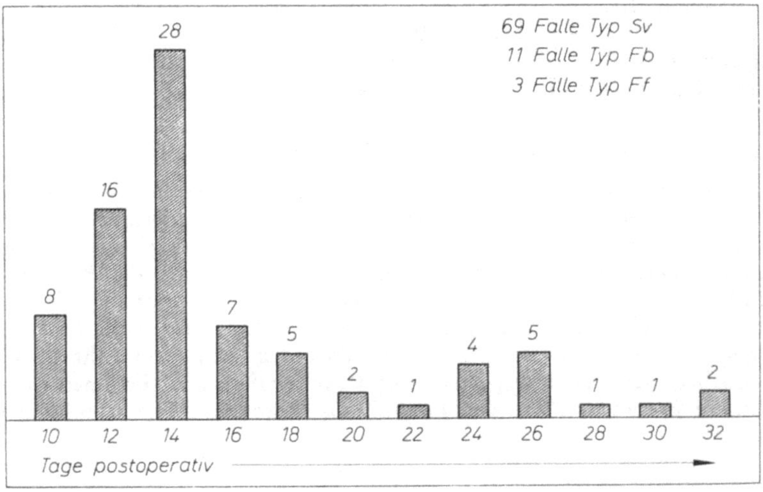

Abb. 59. Dauer der stationären postoperativen Behandlung bei Homoiotransplantation.

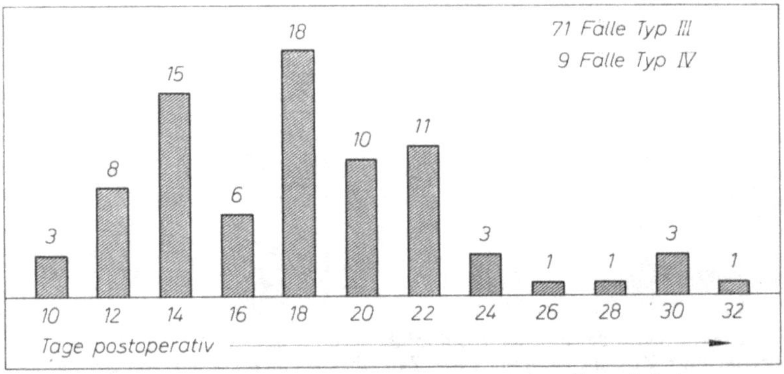

Abb. 60. Dauer der stationären postoperativen Behandlung bei Autotransplantation (Haut, Fascie und Haut).

wendung bestimmter Methoden, Verwendung besonderer Instrumente, Schonung der Paukenhöhlenschleimhaut, Operationsdauer und auch der Allgemeinzustand des Patienten eine große Rolle spielen, haben wir 80 Fälle mit Tympanoplastiken des Typs III und IV mit Haut- und Fascientransplantaten herausgesucht, die unter den gleichen Bedingungen und vom gleichen Operateur versorgt worden sind wie die Fälle mit Homoiotransplantaten (Abb. 60). Diese Zahl ist nicht sehr groß, doch scheint uns aus den dargelegten Gründen ein solcher Vergleich hier erlaubt. Dabei zeigt sich, daß die Nachbehandlungsdauer der Homoiotransplantationen in fast jeder Bewertungsgruppe etwas kürzer ist als die der Haut-Fascien-Transplantationen. Betrachtet man den Zeitraum, in dem 50 % der stationären Entlassungen erfolgten, so ist dieser für beide Untersuchungsgruppen der gleiche. Günstiger für die Homoiotransplantationen wird die statistische Beurteilung dann, wenn man vergleicht, wieviel Prozent beider Patientenreihen bis zum doppelten überprüften Zeitraum entlassen werden konnten. Bei der Tympanoplastik mit Haut und Fascie waren es 45 von 48 Fällen = 93,5 % gegenüber den Homoiotransplantatfällen mit 70 Entlassungen von insgesamt 72 Fällen = 98,6 %. Bei diesem kleinen Zahlenmaterial darf ein solcher Unterschied jedoch nicht überbewertet werden.

d) Auftreten typischer Veränderungen im Blutbild

Daß es nach der Verflanzung des Homoiotransplantates zu Verschiebungen im Blutbild kommt, bedarf keiner besonderen Erwähnung. Wir haben uns aber die Frage gestellt, ob sich Veränderungen finden, die auf allergische Reaktionen schließen lassen könnten. Das besondere Interesse gilt dabei den eosinophilen Zellen. Nach SCHULTEN [355] haben so markant strukturierte Zellen wie die Eosinophilen ihre besondere Funktion, wenn wir diese im einzelnen auch noch nicht kennen. Sicherlich haben diese Zellen etwas mit der Abwehr von Schädlichkeiten zu tun, man sieht sie vor allem dann vermehrt, wenn es zu hyperergischen Reaktionsformen gekommen ist, nachdem beispielsweise Fremdeiweiß in den Organismus gelangt ist. Die Abbildung 61 zeigt

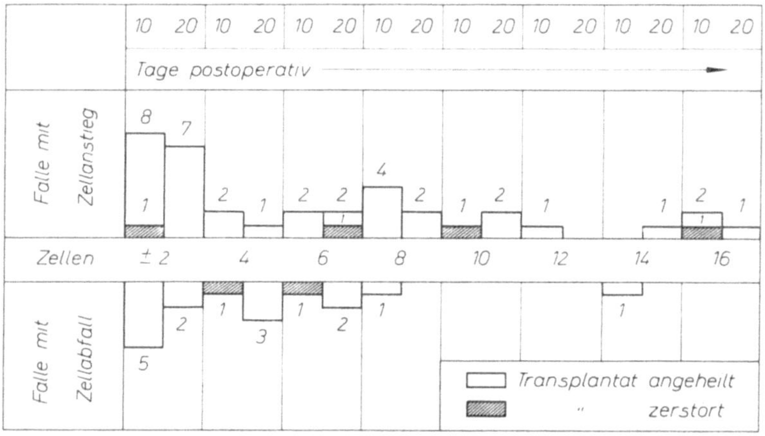

Abb. 61. Veränderung der eosinophilen Zellen im peripheren Blutbild, getrennt nach Zu- und Abnahme der Zellzahl in Abhängigkeit von Erfolg oder Mißerfolg der Transplantation.

zwei Aufstellungen, die in jedem der beobachteten Fälle angeben, um wieviel sich die Zahl der eosinophilen Zellen am 10. und 20. Tag p. op. von der letzten Zählung vor der Homoiotransplantation unterscheidet. Auf den ersten Blick scheint es so, daß die überwiegende Zahl der Fälle eine Zunahme der Eosinophilen erfährt. Es muß allerdings berücksichtigt werden, daß in 41 von 56 Fällen die Abweichung nur 1 oder 2 Zellen beträgt, eine Differenz, die bei der üblichen Technik des Auszählens als nicht beweiskräftig angesehen werden kann. Ähnlich verhält es sich bei den Zellverschiebungen am 20. Tag p. op. Stärkere Zellvermehrungen der Eosinophilen kommen dagegen recht selten vor. Außerdem sollte man erwarten, daß für den Fall der Transplantatzerstörung durch Sensibilisierung die Zunahme der Eosinophilen besonders deutlich sein müßte; das trifft aber nicht zu. Im Gegenteil, man muß feststellen, daß bei gelungenen und mißglückten Transplantationen die Zunahme der eosinophilen Zellen annähernd gleich ist. Außerdem ist am 10. Tag p. op. in 21 Fällen ein Absinken der Zellzahl der Eosinophilen zu verzeichnen, unter denen sowohl

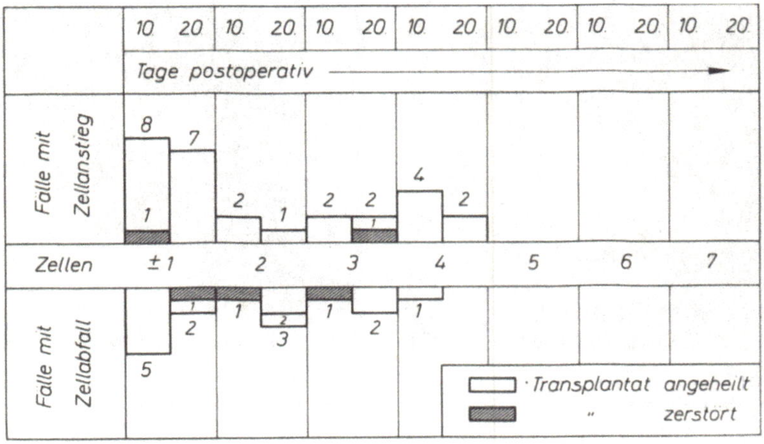

Abb. 62. Bewertung für Lymphozyten in Abhängigkeit von Erfolg oder Mißerfolg der Transplantation.

positive wie negative Einheilungsergebnisse enthalten sind. Gerade an diesem 10. Tag p. op. ist aber sonst nach allgemeiner Erfahrung ein Höhepunkt der Manifestation immunobiologischer Vorgänge festzustellen. Ähnlich uncharakteristisch waren auch die Befunde bei den Lymphozyten (Abb. 62). Es muß also festgestellt werden, daß an Hand des peripheren Blutbildes keine typischen Veränderungen nachgewiesen werden können, die mit hinreichender Sicherheit auf eine Überempfindlichkeitsreaktion gegenüber dem Homoiotransplantat schließen lassen.

e) Nachuntersuchungsbefunde ein oder mehrere Jahre p. op.

Von den 98 operierten Ohren mit Verpflanzung von Homoiotransplantaten konnten wir aus verschiedenen Gründen nur 72 zu einer Nachuntersuchung heranziehen. Dabei waren wir bestrebt, nur Befunde zu verwerten, die länger als ein Jahr nach der Operation erhoben wurden. Interessant bei der Nachkontrolle war, daß die Widerstandsfähigkeit und die normale Anatomie des Trommelfelles wiederhergestellt waren (Abb. 63 bis 70).

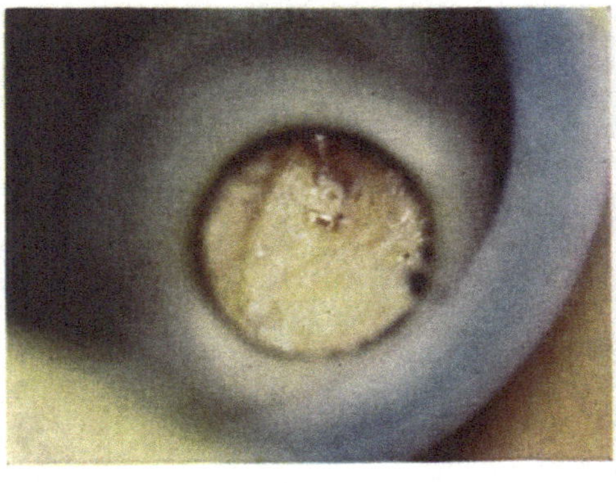

Abb. 63. 54 Tage nach der Verpflanzung des homoioplastischen Trommelfelles.

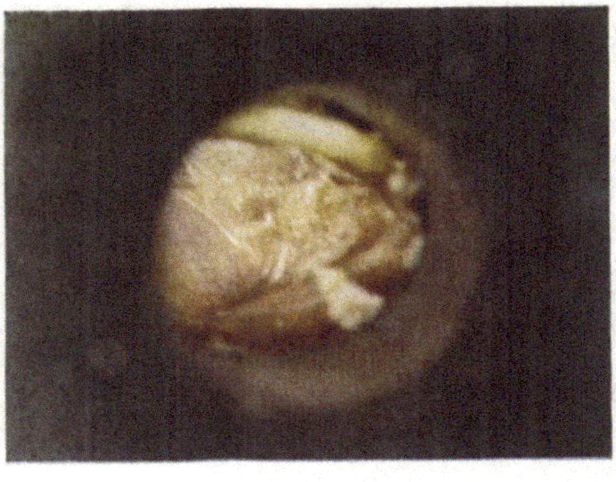

Abb. 64. 60 Tage nach der Verpflanzung des homoioplastischen Trommelfelles.

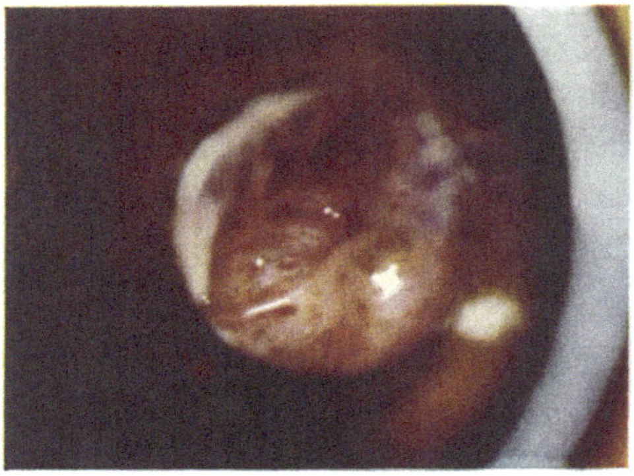

Abb. 65. 70 Tage nach der Verpflanzung des homoioplastischen Trommelfelles.

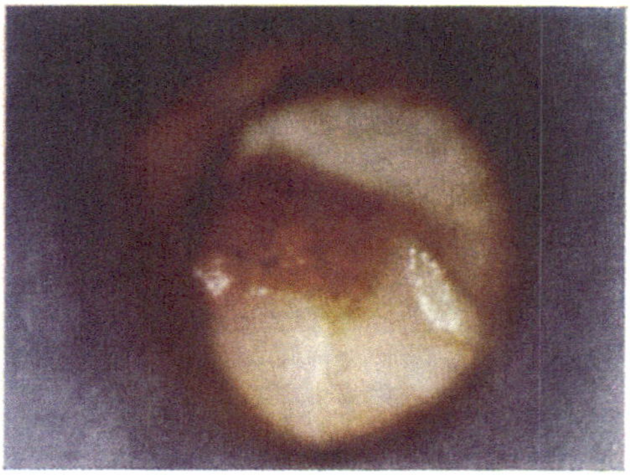

Abb. 66. 84 Tage nach der Verpflanzung des homoioplastischen Trommelfelles.

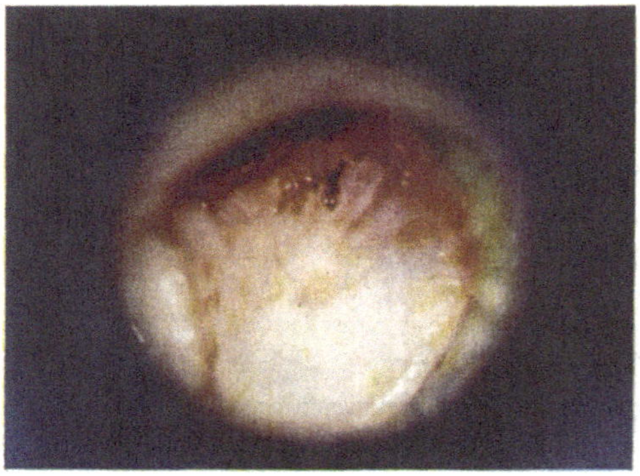

Abb. 67. 1 Jahr nach der Verpflanzung des homoioplastischen Trommelfelles.

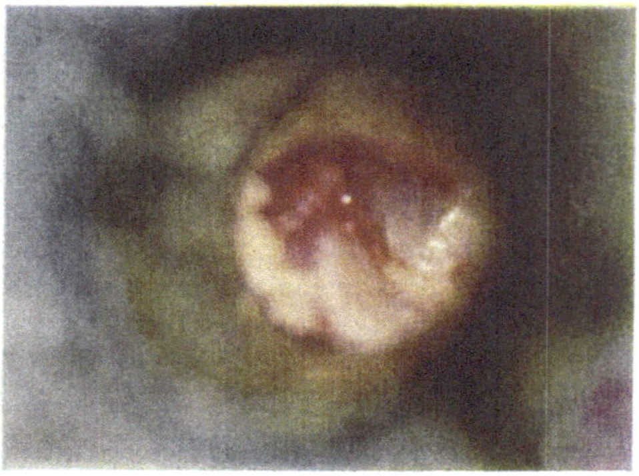

Abb. 68. 1 Jahr und 7 Monate nach der Verpflanzung des homoioplastischen Trommelfelles.

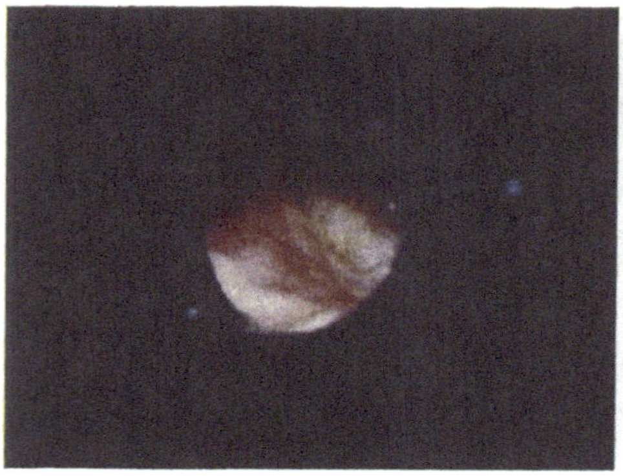

Abb. 69. 2 Jahre nach der Verpflanzung des homoioplastischen Trommelfelles.

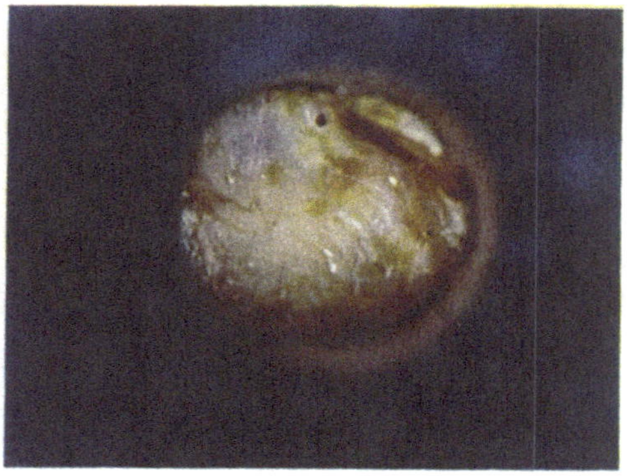

Abb. 70. 2 Jahre und 3 Monate nach Verpflanzung des homoioplastischen Trommelfelles.

Durch die Homoiotransplantation konnten wir das komplette Mittelohr wieder aufbauen. Bei allen Patienten war das operierte Ohr trocken, nur eine Patientin bekam nach einer Erkältung mit Schnupfen eine Mittelohrentzündung mit starker Injektion des Trommelfelles (Abb. 71). Trotz unserer konservativen Behandlung der Mittelohr-

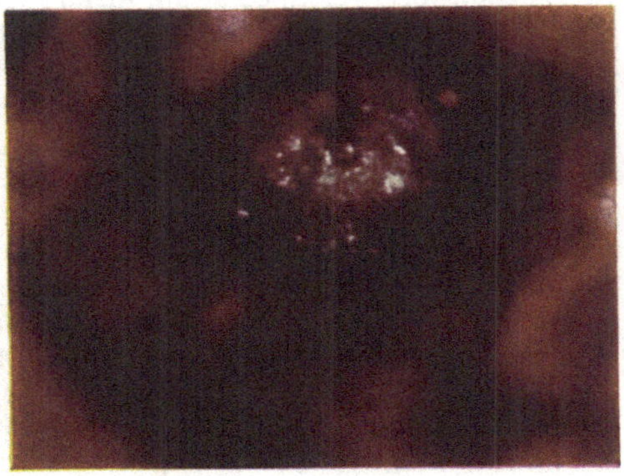

Abb. 71. Akute Mittelohrentzündung nach einem starken Schnupfen. — Das verpflanzte homoioplastische Trommelfell mit ausgedehnter Gefäßinjektion.

entzündung kam es zu einer etwa stecknadelkopfgroßen epitympanalen Trommelfell-Perforation, die sich später jedoch von selbst wieder schloß. Über die funktionellen Resultate unserer Methode gibt die Abbildung 72 Auskunft. Nur bei einer einzigen Patientin ist eine Verschlechterung der Funktion eingetreten.

	Primärer Hörgewinn			Spätresultate		
Hörgewinn >30 dB	16	16,3 %	86,8 %	13	18,1 %	88,9 %
20 - 30 dB	47	48,0 %		36	50,0 %	
10 - 20 dB	22	22,5 %		15	20,8 %	
bis 10 dB	12	12,2 %		7	9,7 %	
Hörverlust	1	1,0 %		1	1,4 %	
	98			72		

Abb. 72. Ergebnisse von 98 Homoiotransplantatverpflanzungen Typ III—V sowie deren Spätresultate an 72 Nachuntersuchten in einem Zeitraum zwischen 1 und 5 Jahren.

Ein Hörgewinn bis 10 dB wurde bei 12 Patienten erzielt, das sind 12,2 %. Der Hörgewinn bei 22 Patienten betrug 10—20 dB, das sind 22,5 %. 20—30 dB Hörgewinn wurde bei 47 Patienten vermerkt, das sind 48,0 %, und bei weiteren 16 Patienten stellte sich ein Hörgewinn von über 30 dB heraus, das sind 16,3 %. Somit beträgt der Prozentsatz der ausgezeichneten und befriedigenden funktionellen Resultate 86,8 % bei den primären Untersuchungen. Bei Patienten, die nach mehr als einem Jahr untersucht wurden, stellten wir weitere Verbesserungen des Gehöres fest (88,9 %). Laut der bis jetzt bekannten Statistiken bei der autoplastischen Wiederherstellung der Funktion des Mittelohres mußte eine Verschlechterung der Funktion bei später untersuchten Patienten festgestellt werden. Bei unserer Methode zeigten sich jedoch keine Transplantatcholesteatombildungen.

f) Histologische Untersuchung dreier nicht gut eingeheilter Homoiotransplantate und eines partiell entfernten Transplantates

Bei einer 65jährigen Patientin kam es ab 14. Tag nach Verpflanzung der gesamten Gehörknöchelchenkette mit Entfernung der Fußplatte (Typ F f nach unserer Methode) zu zunehmender Verschlechterung der zunächst gebesserten Funktion. Es zeigten sich Granulationen und schließlich ein großer zentraler Defekt im Transplantat. Wir entfernten deshalb das Homoiotransplantat am 38. Tag p. op. unter Zurücklassung der künstlichen Fußplatte aus Venengewebe, die ideal in der ovalen Nische eingewachsen war, und führten dann eine Tympanoplastik Typ IV nach WULLSTEIN [445] durch. Die mikroskopische Untersuchung des entfernten Transplantates hatte folgendes Ergebnis: Nekrobiotisches Transplantations-Material, umgeben von einem kapillarreichen Granulationsgewebe und beginnende Einsprossung von Kapillaren in den nekrotischen Bereich. Man hat den Eindruck, soweit eine räumliche Orientierung möglich ist, daß die transplantierten nekrobiotischen Teile als Leitschiene für das Granulationsgewebe gedient haben (Abb. 73, 74).

Bei einer 49jährigen Patientin, bei der eine Tympanoplastik Typ S v nach unserer Methode durchgeführt worden war, zeigte sich nach Entfernung der Gelatineschwammtamponade eine blau-rötliche Verfärbung des Trommelfelles. Die Schallleitung war jedoch völlig wiederhergestellt, so daß sich beide Linien im Audiogramm deckten. Ab 14. Tag p. op. zeigte sich eine zunehmende Verdünnung des Trommelfelles und ab 18. Tag p. op. Ausbildung von Granulationen sowie eine größer werdende, zentrale Perforation. Entsprechend wurde die Schalleitung täglich wieder schlechter. Trotz kombinierter Therapie mit Antibiotica und Corticosteroiden mußte

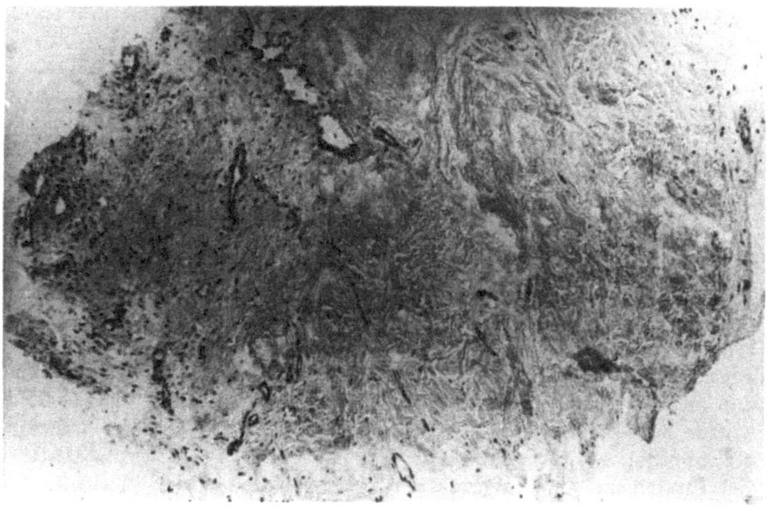

Abb. 73. 38 Tage nach der Verpflanzung.
Nekrobiotisches Transplantat-Material, umgeben von einem kapillarreichen Granulationsgewebe und beginnende Einsprossung von Kapillaren in den nekrotischen Bereich.
Ul., G., 65 J., E-Nr.: 936—32/62.
Zeiss-Photomikroskop 24 × 36, Obj. 10.

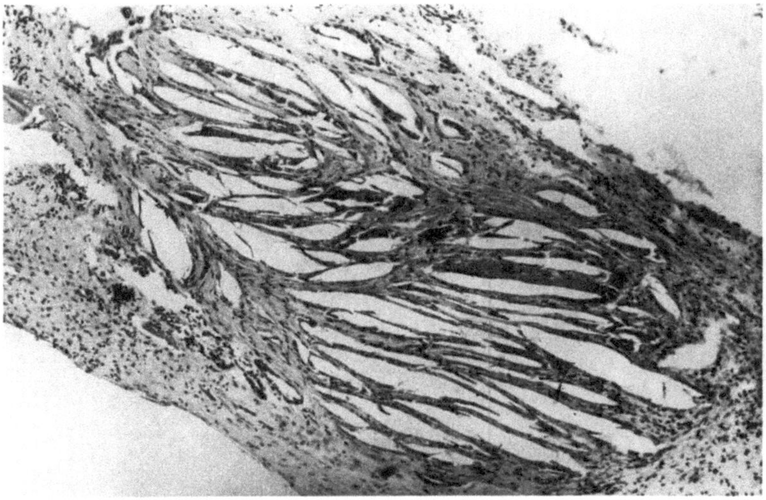

Abb. 74. 38 Tage nach der Verpflanzung.
Vitales Granulationsgewebe, mäßig zellreich, in Nachbarschaft von spindelförmigen, optisch leeren Hohlräumen angedeutete Granulations-Riesenzellen, gute Vaskularisation.
Ul., G., 65 J., E-Nr.: 936—37/62.
Zeiss-Photomikroskop 24 × 36, Obj. 25.

am 41. Tag p. op. eine Revision durchgeführt werden, bei der das gesamte Transplantat entfernt wurde. Die histologische Untersuchung hatte folgendes Ergebnis: Nekrobiotische Transplantatreste zentral, beidseitig umgeben von teilweise narbigem Granulationsgewebe, Epithelschicht kräftig ausgebildet, vital. Aus dem Gesagten geht hervor, daß das Transplantat sozusagen das Gerüst bildete für eine Neubildung von Bindegewebe und eine anschließende Epithelisierung mit Plattenepithel (Abb. 75, 76). Bei einer 20jährigen Patientin kam es nach der Tympanoplastik zu einer stärkeren Zunahme der eosinophilen Zellen im peripheren Blutbild. Auch bei ihr kam es zum Defekt des Homoiotransplantates, so daß am 58. Tag p. op. eine Revision notwendig wurde. Die histologische Untersuchung des entfernten Homoiotransplantates hatte folgendes Ergebnis: Eingeheiltes Trommelfell-Transplantat nach 40 Tagen mit größtenteils abgeschlossener Epithelisierung, diffuse, zum Teil kapillarreiche Granulationen im Bindegewebe. In der Gesamtübersicht hat man den Eindruck einer guten Einheilung des Transplantates, das gewissermaßen das Gerüst für das außen und innen vorgeschobene Epithel darstellt (Abb. 77, 78).

Und schließlich wollen wir von einer 52jährigen Patientin berichten, bei der eine Tympanoplastik Typ F b nach unserer Methode durchgeführt wurde, die zunächst über stärkeres Ohrensausen klagte und bei der es ca. 1 Jahr p. op. zu zunehmender Schalleitungsschwerhörigkeit kam. Eine konservative Behandlung hatte keinen Erfolg. Das Ohrensausen wurde so unerträglich stark, daß wir nach 2½ Jahren auch hier eine Revision durchführten (Abb. 79), bei der wir das Transplantat partiell entfernten und ebenfalls histologisch untersuchen ließen. Das Ergebnis war folgendes: völlig erhaltenes, normal strukturiertes Knochen- und Bindegewebe mit gleichmäßigem und kräftigem Epithel, Ab- und Umbauvorgänge im Knochen ausgeglichen, keinerlei restliche Granulationen, gute Vaskularisation (Abb. 80 bis 83).

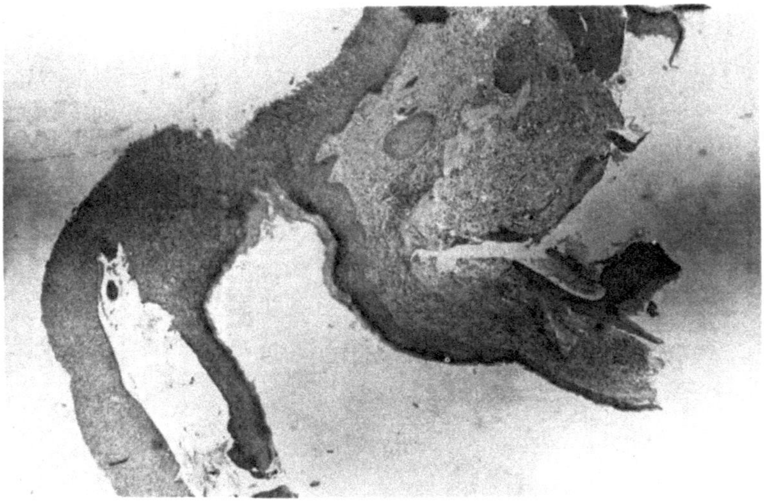

Abb. 75. Gehörgangs- und Trommelfelltransplantat nach 40 Tagen. Nekrobiotische Transplantatreste zentral, beidseitig umgeben von teilweise narbigem Granulationsgewebe, Epithelschicht kräftig ausgebildet, vital.
M., Hi., 49 J., E-Nr.: 2070/62.
Zeiss-Photomikroskop 24 × 36, Obj. 10.

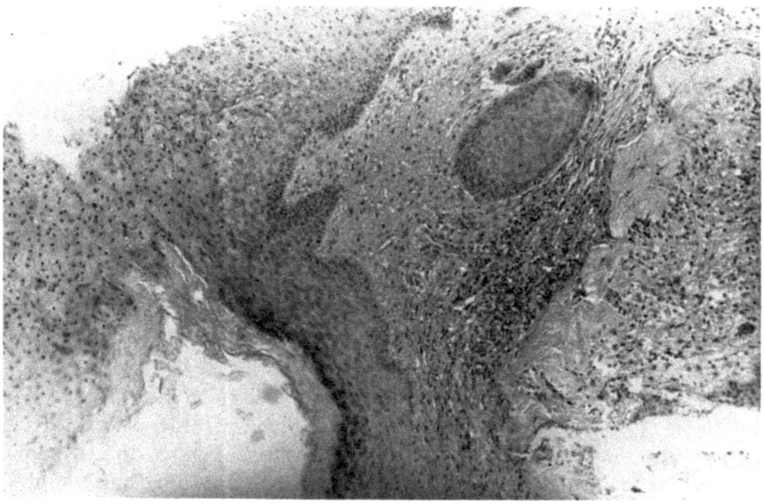

Abb. 76. Vergrößerung eines Ausschnittes von Abbildung 75.
M., Hi., 49 J., E-Nr.: 2070/62.
Zeiss-Photomikroskop 24 × 36, Obj. 25.

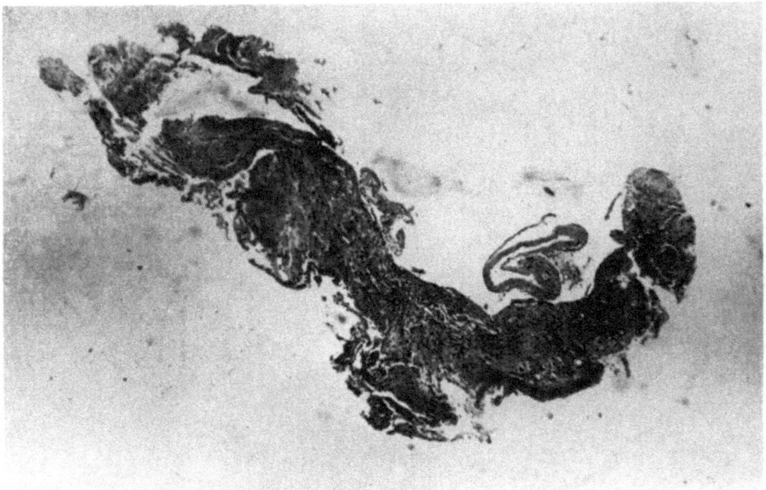

Abb. 77. Eingeheiltes Trommelfell-Transplantat nach 58 Tagen mit größtenteils abgeschlossener Epithelisierung, diffuse, z. T. kapillarreiche Granulationen im Bindegewebe.
D., El., 20 J., E-Nr.: 530 + 550 — 51/63.
Zeiss-Photomikroskop 24 × 36, Obj. 10.

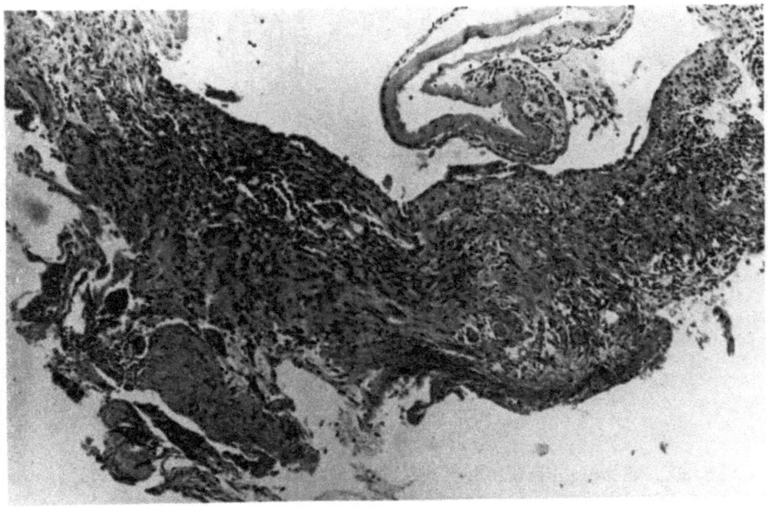

Abb. 78. Vergrößerung eines Ausschnittes von Abbildung 77.
Hier deutlich dargestellt die Gefäßsprossen im Granulationsbereich.
D., El., 20 J., E-Nr.: 530 + 550 — 51/63.
Zeiss-Photomikroskop 24 × 36, Obj. 25.

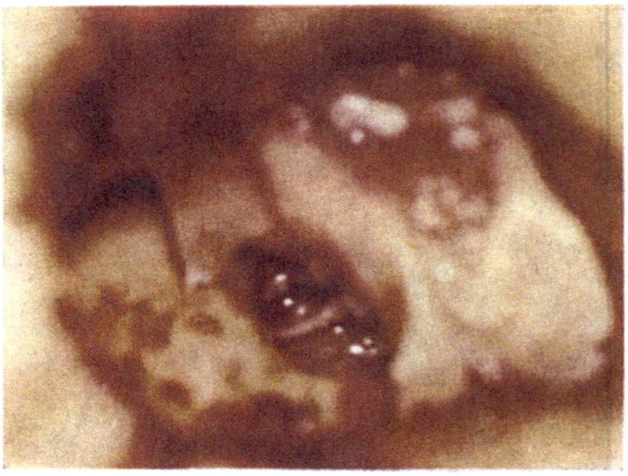

Abb. 79. 2½ Jahre nach der Verpflanzung von Homoiotransplantat (Trommelfell zusammen mit einem Teil der Gehörganghaut, Hammer, Amboß und Steigbügel, Typ V nach unserer Methode).

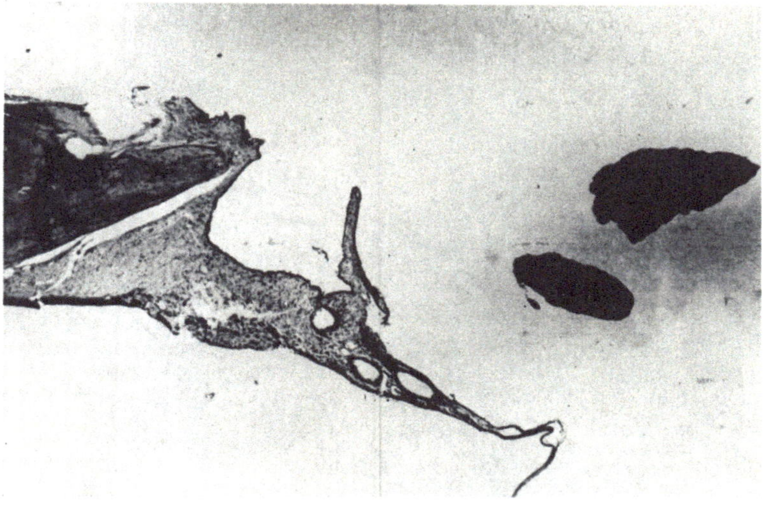

Abb. 80. Gehörgangswand, Trommelfell und Hammer — 2½ Jahre nach Transplantation.

Weitgehend reaktionsloses Knochen- und Bindegewebe, durchgehendes kräftiges Epithel, im Trommelfell epithelisierte Hohlräume.

Daneben (rechts) Anteile des Hammers mit gut erhaltenen lamellären Strukturen.

P., Ma., 54 J., E-Nr.: 835—36/63.

Zeiss-Photomikroskop 24 x 36, Obj. 10.

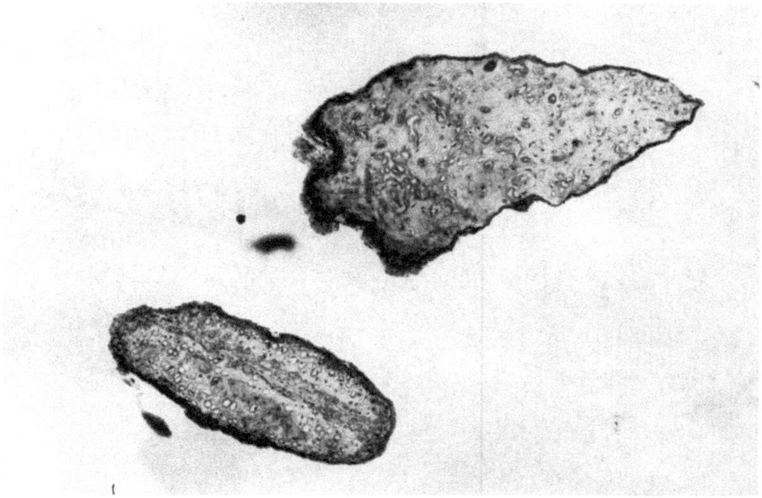

Abb. 81. Hammeranteile — 2½ Jahre nach Transplantation.
Vitales Knochengewebe mit kräftiger Kernfärbbarkeit und guter Lamellierung neben chondralen Abschnitten.
P., Ma., 54 J., E-Nr.: 835—46/63.
Zeiss-Photomikroskop.

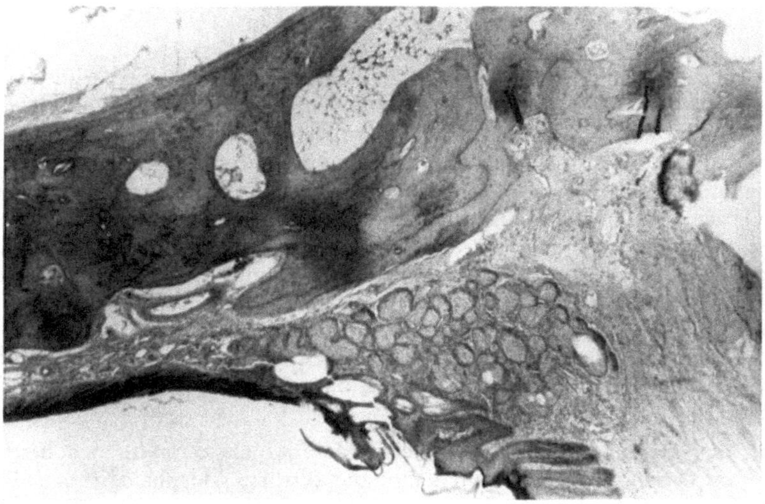

Abb. 82. Gehörknöchelchenkette — 2½ Jahre nach Transplantation.
Völlig erhaltenes, normal strukturiertes Knochen- und Bindegewebe mit gleichmäßigem und kräftigem Epithel, Ab- und Umbauvorgänge im Knochen ausgeglichen, keinerlei restliche Granulationen, gute Vaskularisation.
P., Ma., 54 J., E-Nr.: 835—36/63.
Zeiss-Photomikroskop 24 × 36, Obj. 25.

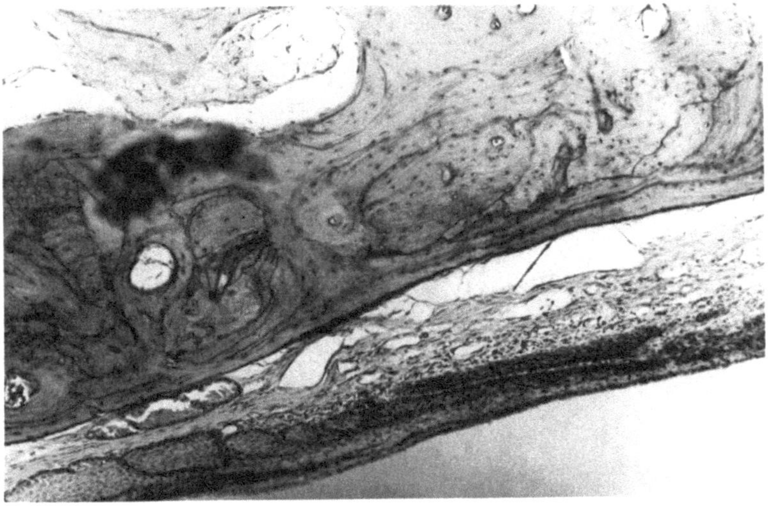

Abb. 83. Vergrößerung eines Ausschnittes aus Abbildung 82.
Gehörknöchelchenkette — 2½ Jahre nach Transplantation.
Völlig erhaltenes, normal strukturiertes Knochen- und Bindegewebe mit gleichmäßigem und kräftigem Epithel, Ab- und Umbauvorgänge im Knochen ausgeglichen, keinerlei restliche Granulationen, gute Vascularisation.
P., Ma., 54 J., E-Nr.: 835—36/63.
Zeiss-Photomikroskop 24 × 36.

Es kann keinem Zweifel unterliegen, daß die von uns im Tierexperiment und am Patienten erprobte Methode der homoioplastischen Transplantation von Gehörgangshaut, Trommelfell und Gehörknöchelchenkette weiterhin zu empfehlen ist. Weder an Kaninchen, die nach der Verpflanzung bis zu zwei Jahren kontrolliert wurden, noch an Patienten, von denen einige länger als sechs Jahre nachuntersucht werden konnten, haben wir jemals ein Transplantatcholesteatom gesehen. Außerdem blieb die Besserung der Hörfunktion anhaltend und wurde sogar, je länger die Transplantation zurücklag, noch weiter gesteigert. Makroskopisch konnte in der Mehrzahl der Fälle nach Jahren nicht mehr festgestellt werden, ob überhaupt eine Transplantation stattgefunden hatte, so gut war das Transplantat eingeheilt. Anläßlich einer operativen Revision konnte in einem Fall beobachtet werden, daß die Paukenhöhle räumlich völlig wieder hergestellt war und daß der Amboß makroskopisch und mikroskopisch keine Abweichungen von der Norm aufwies.

Wir sind der Meinung, daß kein anderes Material als das von uns beschriebene Homoiotransplantat geeigneter sein kann, die gestörte Morphologie und Funktion des Mittelohres wieder herzustellen (Abb. 79).

V. Zusammenfassung

I. Die Entwicklung der hörverbessernden Operationsmethoden wird in großen Zügen geschildert, die im letzten Jahrzehnt in ganz besonderer Weise durch neue Erkenntnisse auf dem Gebiet der immunobiologischen Forschung sowie durch neue Möglichkeiten der Transplantatgewinnung und Konservierung bereichert wurden.

II. Die Literaturangaben über Erfahrungen bei der Verwendung von Auto- und Homoiotransplantaten werden einander gegenübergestellt, wobei besonderer Wert auf die histologischen Angaben über die Einheilungsvorgänge bei Haut-, Knorpel- und Knochentransplantaten gelegt wurde.

III. Eigene Ergebnisse im Tierexperiment bei der Verwendung von Homoiotransplantaten, die aus Gehörgangshaut, Trommelfell und Gehörknöchelchenkette bestehen, werden mitgeteilt sowie die Technik der Konservierung des Materials und die Methodik der Transplantation werden angegeben.

IV. Die im Tierexperiment gewonnenen Erfahrungen wurden bei der Tympanoplastik des menschlichen Ohres angewandt. Die eigenen Transplantationsergebnisse werden am erzielten Hörgewinn sowie an der Dauer der klinischen Nachbehandlung gemessen und mit statistischen Angaben über andere Methoden verglichen.

Der primäre funktionelle Gewinn und die Spätresultate sprechen dafür, daß die erarbeitete Methode geeignet ist, in der Otochirurgie breite Anwendung zu finden.

Literatur

[1] ABOULKER, P.: Beitrag in Aubry, M. und Mitarbeiter: La Chirurgie de la Surdité. Paris (1959).

[2] ABOULKER, P., R. MOSPÉTIOL & D. CHORDIN: 58 cas des greffe tympaniques Ann. d'otolaryng. Paris **72**, 462 (1955).

[3] ADAMS, W. ST.: A case of surgical occlusion of mastoid and attic by fascial graft: Removal after fourteen years. J. Laryng. Otol. **75**, 935 (1861).

[4] ADAYMO, O., & G. M. WYBURN: Innervation of skin grafts Transplant. Bull. **4**, 152 (1957).

[5] AGAZZI, G.: Dauerresultate der Tympanoplastik nach Ergebnissen der HNO-Klinik Mailand. Zschr. Laryng. **39**, 351 (1960).

[6] ALBRECHT, R.: Schwierigkeiten und Grenzen der Tympanoplastik. Wissensch. Zschr. Martin-Luther-Univ. Halle-Wittenberg **9**, 8 (1960).

[7] ALEXANDER: Zur Technik der Epidermistransplantation nach Totalaufmeißelung. Zbl. Ohr. **2**, 204 (1904).

[8] ALT, F.: Plastik nach Radikaloperation. Zbl. Ohr. **1**, 355 (1903).

[9] ANDERSON, K. J.: The behaviour of autogenous and homogenous bone transplants in the anterior chamber of the rats eye. J. of bone a. joint surg. **43 A**, 980 (1961).

[10] ANDINA, F.: Die freien Haut-Transplantationen einschl. der Frage der Homoio-Transplantation. Ergebn. Chir. u. Orthop. **38**, 177 (1953).

[11] ANDINA, F.: Biologie der Transplantation in Forschung und Klinik mit spezieller Berücksichtigung immunologischer Fragen. Langebecks Arch. klin. Chir. 292, 781 (1959).

[12] ANATOLI-CANDELA, F., & F. ANATOLI-CANDELA: Modified technique for fenestration operation. Arch. Otolaryng. (Chicago) **60**, 65 (1954).

[13] AUBRY, M., M. HEUROT & G. JOST: Technique de tympanoplastie par mobilisation en bloc de toute la face postérieure du conduit. Ann. Otolaryng. (Paris) **79**, 231 (1962).

[14] AUBRY, M., & J. CHAUSSE: Note de technique sur la tympanoplastie par voie endaurale. Ann. Otolaryng. (Paris) **74**, 491 (1957).

[15] AUSTIN, D. F., & J. J. SHEA: A new system of tympanoplasty using vein graft. Laryng. **71**, 596 (1961).

[15a] AXHAUSEN, G.: Über den histologischen Vorgang bei der Transplantation von Gelenkenden, insbesondere über die Transplantationsfähigkeit von Gelenk- und Epiphysenknorpel. Arch. klin. Chir., Berlin **99**, 1 (1912).

[16] BALLANCE, C. A.: Epithelial Grafting as a Means of Effecting the Sure and Rapid Healing of the Cavity left by the complete Mastoid Operation. Lancet **2**, 428 (1912).

[17] BANDTLOW, O.: Ergebnisse hörverbessernder Operationen. Bericht über 4460 Eingriffe. Arch. ital. oto-rinol. 70, Suppl. **40**, 122 (1959).

[18] BANDTLOW, O.: Spätresultate nach Tympanoplastik. Zschr. Laryng. **39**, 355 (1960).

[19] BANDTLOW, O.: Histochemische Untersuchungen zur Beurteilung der Vitalität freier Hauttransplantate im Mittelohr. Arch. Ohren- usw. Heilk. **178**, 396 (1961).

[20] BANDTLOW, O.: Experimentelle Untersuchungen zur plastischen Wiederherstellung des Trommelfelles. Dr. Alfred Hüthig Verlag Heidelberg 1967.

[22] BAUER, E.: Zur Frage der sekundären Adhäsivprozesse nach Tympanoplastik. Zschr. Laryng. **34**, 257 (1955).

[23] BAUMGARTNER, P.: Die Verwendung der freien Hauttransplantation in der Otorhinolaryngologie. HNO (Berlin) **6**, 301 (1958).

[24] BEALES, P. H.: Some problems of tympanoplasty. J. of Laryng. (London) **72**, 144 (1958).

[25] BEALES, P. H., & W. HYNES: Rapid healing after mastoid surgery by the past auricular flap. J. of Laryng. (London) **72**, 144 (1958).

[26] BEALES, P. H.: Is Myringoplasty worthwhile? J. of Laryng. (London) **75**, 897 (1961).

[27] BECK, CH., & H. FRANZ: Das Verhalten implantierter auto- und homoioplastischer Knochenspäne im Tierexperiment. Arch. Ohren- usw. Heilk. **119**, 111 (1961).

[28] BECKMANN, G.: Zur Indikationsstellung der Tympanoplastik. Dtsch. med. Journal **11**, 105 (1960).

[29] BEHRMANN, W.: Blocking of the eustachian tube with free fullthickness skin grafts. Report of fifty consecutive cases. Acta oto-Laryng. (Stokh.) **42**, 465 (1952).

[30] BEICKERT, P.: Einige Schwierigkeiten nach Schalleitungsplastiken. Arch. Ohr. usw. Heilk. **171**, 109 (1957).

[31] BEICKERT, P.: Das Lappencholesteatom. Eine Spätkomplikation nach Tympanoplastik. Zschr. Laryng. **37**, 567 (1958).

[32] BELL, H. L.: Technique of Tympanoplasty: Report of Cases. Arch. Otolaryng. (Chicago) **66**, 554 (1957).

[33] BELL, H. L.: Transmeatal and endaural tympanoplasty. Observation from experience of 152 operations. J. Int. Coll. Surg. **29**, 221 (1958).

[34] BELL, H. L.: Technique of tympanoplasty. Laryngoscope **71**, 319 (1961).

[35] BELL, H. L.: Panel discussion: Tympanoplasty. Trans. Amer. Ophthal. Otolaryng. **66**, 439 (1962).

[36] BELLUCCI, R. J. — D. WOLFF: Tissue reaction following reconstruction of the oval window. Ann. of Laryng. **70**, 64 (1961).

[37] BILLINGHAM, R. E., BRENT & B. B. MEDAWAR: The viability of mammalian skin after freezing, thawing and freeze in freezing and drying. Institut of Biology Tavistok Square London 1951.

[38] BILLINGHAM, R. E., P. L. KROHN & B. P. MEDAWAR: Effect of cortisone on survival of skin homografts in rabbits. Brit. medic. Journal, **may 26**, 4716 (1951).

[39] v. BERGMANN: Die chirurgische Behandlung der Hirnkrankheiten. Berlin 1889.

[40] BERNREITER, J.: Disk. Bem. zu BURIAN, K. (54) Mschr. Ohrenheilk. **85**, 22 (1955).

[41] BERT, P.: De la greffe animale. Paris **1963.**

[42] BERTHOLD, E.: Über Myringoplastik. Wien. med. Bl. **1**, 627 (1878).

[43] BERTHOLD, E.: Über die Heilung von veralteten Trommelfellperforationen. Zschr. Ohrenheilk. **20**, 56 (1890).

[44] BETZEL, I., & H. SCHILLING: Über die Biologie, Konservierung und Verpflanzung von Knorpelgewebe. Zbl. Chir. **85**, 1170 (1960).

[45] BIRCH, D. A.: Preliminary communication: Myringoplasty performes with a peritoneum homograft. J. Laryng. Otol. **75**, 922 (1961).

[46] BJORK, H.: Application of skin graft in tympanoplasty. Acta oto-laryng. (Stockh.) **45**, 109 (1955).

[47] BJÖRKWALL, T.: Über tympanoplastische Mikrochirurgie. Ein Versuch zur Auswertung der Operationsergebnisse von 100 Fällen aus 3 Jahren. Acta oto-rhino-laryng. **13**, 279 (1959).

[48] BJORK, D.: Acta oto-laryng. (Stockholm) **45**, 109 (1959).

[49] BLAIR, V. P., & J. B. BROWN: The use of large split skin grafts of intermediale thickness. Surg. Gyn. Obstetr. **49**, 82 (1929).

[50] BLOCKER, T. C., & CH. D. DUKES: Studies on the survival of skin homografts. Plastic a. reconstr. surg. **10**, 248 (1952).

[51] BLUMENTHAL, H. T.: Arch. Path. (amer.) **31**, 295 (1941).

[52] BLUMENTHAL, H. T.: Arch. Path. **27**, 510 (1939).

[53] BOCCA, E.: Resultati della timpanoplastica ed età dei pazienti. Arch. ital. otol. **69**, 1 (1958).

[54] BOCCA, E., & C. CIS: Critica dell'intervente di miringoplastica sulla base dei resultati à distanza. Arch. ital. otol. LXX Suppl. **40** (1959).

[55] BOCCA, E., C. CIS & E. ZERNOTTI: L'impiego di lembi liberi di periostio nella timpanoplastica. Arch. ital. Otol. 70 Suppl. **40**, 205 (1959).

[56] BODO, G.: Über Myringoplastik. Fül-Orr-Gége-Gyógyazat **8**, 49 (1962).

[57] BONFIGLIO, M., W. S. JETER, & C L, SMITH: The immune concept: its relation to bone transplantation Ann. N. Y. Acad Science **59**, 416 (1955).

[58] BORNEMISZA, CY., J. SZILAGYI, A. KISS, & L. Farkas: Homotransplantation of bones preserved by adsorptive lyophilisation. Acta Med. Acad. Scient. Hung. IX. **55** (1956).

[59] BOGDANOWA, V. S.: Subcutaneous fluorescin test as an index of capillary permeability. Vestnik Venerol. dermat. **2**, 12 (1951) zit. nach Chem. Abstr. **46**, 4667 b (1952).

[60] BOURDIAL, J., Y. LALLEMONT & R. NATALI: Le lambeau Pédiculé rétroauriculaire dans la chirurgie de l'otite chronique. Ann. Otolaryng. (Paris) **78**, 761 (1961).

[61] BOURDON: Un nouveau tympan. artificiel. Technique et Résultats. Ann. d'oto-laryngol. **72**, 446 (1955).

[62] BOZZI, E., & CARNEVALE RICCI, F.: La chirurgia funzionale dell'orecchio medio. Atti del XLIII Congresso Sec. It. ORL, Napoli 1955.

[63] BRACHMANN, G. B.: Die plastische Wiederherstellung des zahnlosen unteren Fortsatzes durch frischen Leichenknorpel. Stomatologia, Moskva H. **1**, 24 (1950).

[64] BRAITHWAITE, F.: Circulation studies in capillary networks using radioaktive sodium. Brit. J. Plast. Surg **7**, 13 (1954).

[65] BRAUN, H.: Klinisch-histologische Untersuchungen über Anheilung ungestielter Hautlappen. Bruns Beitr. klin. Chir. **25**, 211 (1899).

[66] BRAUN, H.: Zur Technik der Hautpropfung. Zbl. Chir. **47**, 1920 (1955).

[67] BRUYNS, P., & W. T. KABISCH: Bone formation by fresh and frozen, autogenous and homogenous transplants of bone, bone marrow and periosteum. Amer. J. of anatomy **96**, 375 (1955).

[68] BUDRASS, W.: Arch. klin. Chir. **292**, Kongreßbericht 1959.

[69] BURIAN, K.: Vergleichende klinische Untersuchungen über das Verhalten von frischen autoplastischen und konserviertem homoioplastischen Cutislappen in Ohr-Operationshöhlen. Zschr. Laryng. **34**, 525 (1955).

[70] BURIAN, K.: Vergleichende klinische und histologische Untersuchungen über das Verhalten von frischen autoplastischen und konservierten homoioplastischen Kutistransplantaten in Ohroperationshöhlen. Mschr. Ohrenheilk. **89**, 70 (1955).

[71] BURIAN, K.: Verwendung von konservierten Hautlappen für plastische Zwecke. Mschr. Ohrenheilk. **88**, 72 (1954).

[72] BURIAN, K.: Vergleichende klinische Untersuchungen an autoplastischem und homoioplastischem Hautmaterial an je 75 Fällen von Tympanoplastik. Arch. Ohren- usw. Heilk. u. Z. Hals- usw. Heilk. **171**, 116 (1957/58).

[73] BURIAN, K., & W. CANCURA: Tierexperimentelle Untersuchungen über das Verhalten des Epithels frischer autoplastischer und konservierter homoioplastischer Hauttransplantate im Hinblick auf die Entstehung von Lappencholesteatomen. Mschr. Ohrenheilk. **93**, 126 (1959).

[74] BURIAN, K., & L. STOCKINGER: Die Implantation von konservierten Haut-Homoiotransplantaten auf Knochen. Tierexperimentelle histologische Studie. Zschr. Laryng, **34**, 530 (1955).

[75] Calvet, J., H. Planel & P. Vincent: Vhoix du greffon pour les tympanoplasties. J. franç. oto-rhino-laryng. **7**, 675 (1958).

[76] Cambell, J. B., & C. A. L. Bassett: Clinical use of freezedried human duramater. J. of neurosurgery **15**, 207 (1958).

[77] Canizo, S., B. Diaz Cano, K. Barto & L. Elvira: Experience sur 170 cas opérés de Tmypanoplastie. Technique et résultats. Revue de laryng. **80**, 666 (1959).

[78] Carbone, M., & F. Giacomelli: L'uso del lembo peduncolato retroauricolare alla VIDAU nella chirurgia dei processi flogistici cronici auricolari. Minerva otorinolaring. (Torino) **12**, 148 (1962).

[79] Castermans, A.: Vaskularization of skin grafts. Trans. Bull. **4**, 153 (1957).

[80] Chambers, R.: Transplantation immunity in bone homografting. J. bone a. joint surg. **41**, 13, 160 (1959).

[81] Charland, R. A.: New method of tympanoplasty. Prelim. report. Laryngoscope **70**, 1699 (1960)

[82] Claros-Domeneck, A.: Greffes de tympanoplastie. La greffe périostique. Rev. Laryng. (Bordeaux) **83**, 1167 (1962).

[83] Claros-Domeneck, A.: Cent tympanoplasties practique a l"aide d'use greffe libre de membrane periostique. Rev. Laryng. (Bordeaux) **80**, 917 (1959).

[84] Claros-Domeneck, A.: Injertos en timpanoplastia. Act. otorino-laring. ib. amer. **13**, 513 (1962).

[85] Claros-Domeneck, A.: Injertos en timpanoplastia. Referat in Zbl. Halsusw. Heilk. **77**, 157 (1963).

[86] Clerc, P.: 43 fenestrations pour Otospongiose procédé du greffon dermoepidermique. Acte oto-laryng. (Stockh.) **43**, 375 (1953).

[87] Cofano, A. R., & S. Romano: Il test alla fluoresciena nella valutazione della vitalitá dei lembi in plastica cutanea sperimentale. Dermatologia (Napoli) **4**, 147 (1953).

[88] Collard, Cl.: A proros des gréffes cutanées tympanoplastiques. Revue de laryng. (Bordeaux) **83**, 847 (1962).

[89] Colman, B. H.: Experimental grafting at the oval window. J. of laryng. (London) **74**, 858 (1960).

[90] Conway, H., D. Joslin & R. B. Stark: Observation on the development of circulation in skin grafts: I. Technique of adaption of the transparent chamber technique tu study of the circulation in skin grafts. Plast. Reconstr. Surg. **8**, 194 (1951).

[91] Conway, H., & R. B. Stark: ACTH in plastic surgery Plastic a. reconstr. surgery, **8**, 354 (1951).

[92] Conway, H., D. Joslin & R. B. Stark: In Andina: Die freien Hauttransplantationen Ergebn. Chirurgie u. Orthop. **38**, 177 (1953).

[93] Conway, H., B. H. Griffith, J. E. Shannon jr. & A. Findley: Re- examination of the transparent chamber technique as applied to the study of circulation in autografts and homografts of the skin. Plast. Reconstr. Surg. **20**, 103 (1957).

[94] Craigmyle, M. B. L.: Cartilage. Transpl. Bull. **1**, 136 (1954).

[95] Cunning, D. S.: End-Results in 20 cases of primary skin grafts in radical mastoidectomies. Laryngiscope **41**, 484 (1931).

[96] Cunning, D. S.: Series of cases of radical mastoidectomies with skin graft. Laryngoscope **45**, 776 (1935).

[97] Daggett, W. I., & G. M. Batemann: Secondary Thiersch grafting of the radical mastoid cavity through the meatus. J. Layrng. Otol. **49**, 169 (1934).

[98] Davis, J. S., & Curran: Orign and development of the blood supply of whole thickness skin grafts: an experimental study. Ann. Surg. **82**, 871 (1925).

[99] Demichow, W. P.: Die experimentelle Transplantation lebenswichtiger Organe. VEB Verl. Volk u. Ges. Berlin 1963.

[100] Dunaivitser, P. I.: Rhombischer Lappen zur Auskleidung der Radikalhöhle des Ohres. Vestnik oto. rino. laryng. (Moskau) 22 Nr. **3**, 58 (1960).

[101] Duncombe, F.: Evolution d'une otite moyenne sur une oreille antérieurement opérée de tympanoplastie. Ann. d'Oto-Laryng. **73**, 613 (1956).

[102] Dworacek, H., & R. Thalmann: Zur Technik der Gehörgangsplastik bei Stenosen und Atresien. Mschr. Ohrenheilk. **6**, 368 (1962).

[103] Elia, J. Ch.: Repair of tympanio membrane perforations. Military Med. **122**, 144 (1958).

[104] Enderlen, H.: Dtsch. Z. Clir. **45**, 455 (1897).

[105] Engley, T. B., M. Algöwer & O. D. Snyder: The role of wound healing in relation to the tissue and humural responses in homotransplantation. Ann. No. **4** Acad. Science **59**, 326 (1955).

[106] Enlow, D. H.: Functions on the Haversian system. Amer. J. anatomy **110**, 269 (1962).

[107] Fang-Sheng-Liu, Yiu-ch'un Ch'en, & Juei-hus Liu: The use of dehydrate amniotio graft after radical mastoidectomie. Chin. med. J. **78**, 434 (1959).

[108] Farior, J. B.: Ossicularresponsitioning and ossicular prothesis in tympanoplasty. Arch. of otolaryng. **71**, 443 (1960).

[109] Flasdorf, E. W., & C. W. Gyatt: The preservation of bone surgery. St. Luis **31**, 716 (1952).

[110] Fiala, O., V. Herout & R. Klen: Behaviour fate of conserved homogenous articular cartilage under experimental conditions. Acta chir. plast. **3**, 154 (1961).

[111] Forman, F. S.: Corneal grafts in middle ear surgery. Laryngoscope **70**, 1691 (1960).

[112] Fortunata, V.: Indicazioni ed importanza del lembo autoplastico retroauriculare alla Videan. Clin. otorinolaryng. ital. **6**, 455 (1954).

[113] Friedel, Ch.: Les greffes osseuses en chirurgie maxillo faciale. Revue de stomatologie **54**, 19 (1955).

[114] Frenckner, P.: Eine Operationsmethode zum plastischen Verschluß von Trommelfellperforationen. Acta otolaryng. (Stockh.) **45**, 19 (1955).

[115] Frenckner, P.: Einige Erfahrungen bei Fällen operativer Trommelfellplastik und Tympanoplastik. Acta otolaryng. **45**, 455 (1955).

[116] Frenckner, P.: Tympanoplasty. Surgical aspects and experiences. Acta otolaryng. (Stockh.) **48**, 277 (1957).

[117] Frerichs, D. W., & G. V. Williams: One-stage endaural masculotympanoplasty. Arch. Otolaryng. (Chicago) **76**, 23 (1962).

[118] Friedemann, J.: The comparative pathologie of otitis media. J. of laryng. (London) **69**, 599.

[119] Garré, C.: Über die histologischen Vorgänge bei der Anheilung der Thiersch'schen Transplantationen. Bruns. Beitr. klin. Chir. **4**, 625 (1888).

[120] Gerber: Über Tubenabschluß nach der Totalaufmeißelung. Arch. Ohrenheilk. **70**, 211 (1907).

[121] Gerber: Tamponlose Nachbehandlung und Tubenabschluß. Arch. Ohrenheilk. **70**, 263 (1907).

[122] Giagnoni, A.: La radicale conservativa nelle otiti purulente croniche. Resultati Funzionali, otolaryng. ital. **28**, 192 (1959).

[123] Gibson, T., R. C. Curran & W. B. Davis: The survival of living homograft cartilage in man. Transpl. Bull. **4**, 105 (1957).

[124] Glaninger, J.: Probleme und Ergebnisse der Remobilisation des Steigbügels bei Otosklerose. Mschr. Ohrenheilk. **95**, 305 (1961).

[125] Glaninger, J.: Ein Fall von Stapesplastik unter Verwendung eines kältekonservierten Homoiotransplantates mit 6 Jahre anhaltendem Hörerfolg. Zschr. für Laryng. **46**, 760 (1967)

[126] Goldmann, J. L., D. J. Nalenbuf & J. G. Druss: Experimental observations on prostetic materials in stapedial surgery with special reference to the use of teflon. Laryngoscope **72**, 169 (1962).

[127] COCDHIL, V.: Articulate polyethylene prosthesis with perichondral graft in stapedectomy. Revue de laryng. (Bordeaux) **82**, 305 (1961).

[128] GOTO, S.: Radical mastiodectomy for the purpose of improvement of hearing. Nagoya J. Med. Sci. **16**, 121 (1953).

[129] GOTO, S.: Primary split thickness skin grafting of radical mastoid cavities and restoration of hearing. Ann. Otolaryng. **64**, 1037 (1955).

[130] GOTO, S.: Present tympanoplastic surgery. Acta otolaryng. (Stockh.) **47**, 105 (1957).

[131] GRABER, P.: Some remarks on the immunological aspects of homografts. Ann. N. Y. Acad. Science **59**, 374 (1955)

[132] GUILFORD, F. R.: Tympanic grafts: personel experiences with surgical repair of tympanic perforations. Laryngoscope **72**, 1028 (1962).

[133] GUILFORD, F. R.: Greffe tympanique, experience personelle avec reparation chirurgicale de perforation tympanique. Revue de laryng. (Bordeaux) **84**, 537 (1963).

[134] GUILFORD, F. R.: Tympanoplasty use of prostesis in conduction mechanism. Arch. of otolaryng. **69**, 70 (1959).

[135] GUILFORD, F. R., W. K. WRIGHT & W. L. DRAPER: Tympanic skin grafting and reconstruction of the middle ear sound-conduction mechanism. Arch. Otolaryng. **69**, 70 (1959).

[136] GUILFORD, F. R., & W. K. WRIGHT: Basic techniques in myringoplasty and tympanoplasty. Laryngoscope **68**, 825 (1958).

[137] GUNDERSEN, T.: The use of postauricular flap in mastoid surgery. Acta oto. laryng. (Stockh.) **53**, 45 (1961).

[138] GÜNEL, F.: Zur Dauerhaftigkeit tympanoplastischer Hörerfolge. Wiss. Z. Univ. Halle-Wittenberg. Math.-Nat. X **1**, 25 (1960).

[139] HABEL, R., K. M. ENDICOTT, J. F. BELL & F. SPEAR: Immunological evidence on the role of the lymphocytes in antibody to formation. J. of immunolog. (Baltimore) **61**, 131 (1949).

[140] HAGERTY, R. F., & M. J. HILL: Cartilage pharyngoplasty in clef palate patients. Sur. Gyn. Obstetr. **112**, 350 (1961).

[141] HALL, A.: Autotransplantation with buccal graft in antral perforation of the tympanic membrane with intact ossicular chain. Acta oto-laryng. (Stockh.) Suppl. **140**, 286 (1958).

[142] HALL, A., & C. RYTZNER: Autotransplantation of ossicles. Arch. of otolaryng. **74**, 22 (1961).

[143] HALL, J S.: Preliminary experience with the vein graft operation for otosclerosis. J. of laryngol. (London) **73**, 475 (1959).

[144] HALL, J. S., G. P. MCDOWALL & J. WALDECK: The use of polythene in reconstruction of the middle ear mechanism. J. of laryng. (London) **74**, 552 (1960).

[145] HAMPERL, H.: Lehrbuch d. Allg. Pathol. u. d. pathol. Anat. Berlin-Heidelberg 1954.

[146] HARBERT, F.: Skin grafting in radical mastoidectomy and fenestration. J. Int. Coll. Surg. **17**, 213 (1952).

[147] HARRIS, H. E., & F. C. MEADOWS: Skin grafts in mastoid cavities. Cleveland clin. **17**, 191 (1950).

[148] HARRISON, W. H., G. E SHAMBAUGH, J. KAPLAN & L. DERLACKI: Prothetics in the middle ear. Arch. Otolaryng. **69**, 661 (1959).

[149] HARTENAU, W. S.: Die Tympanoplastik bei Cholesteatom. Wiener klin. Wschr. **68**, 9 (1956).

[150] HASENBALG, A.: Thiersch-Plastik bei Cholesteatom. Wiener klin. Wschr. **68**, 9 (1960).

[151] HECK, W. E.: Vein graft myringoplasty. Laryngoscope **71**, 847 (1961).

[152] HEERMANN, H.: Trommelfellplastik mit Fasciengewebe vom Musculus temporalis nach Begradigung der vorderen Gehörgangswand. HNO (Berl.) **9**, 136 (1961).

[153] HEERMANN, H.: Polyaethylen-Bindegewebskolumella bei Tympanoplastiken und Stapesplastiken. Zschr. Laryngol. **40**, 531 (1961).

[154] HEERMANN, H.: Tympanoplastik mit Vergrößerung der Pauke in den Gehörgang zur Verhinderung von Verwachsungen bei schlechten Schleimhautverhältnissen oder mäßiger Tubenfunktion. Zschr. Laryng. **41**, 235 (1962).

[155] HEERMANN, H.: Erfahrungen mit frei transplantiertem Fascien-Bindegewebe des Musc. temp. bei Tympanoplastik und Verkleinerung der Radikalhöhle. Zschr. Laryng. **41**, 141 (1962).

[156] HELMHOLTZ: Die Lehre von den Tonempfindungen. (1. Aufl.) 1862.

[157] HENLE: Dtsch. Med. Wschr. **81**, 287 (1962).

[158] HERBST, W.: Über den Trommelfell-Aufbau bei traumatischen und anderen Perforationen. Mschr. Ohrenheilk. **85**, 189 (1951).

[159] HERBIG, H., & H. HEIZER: Neuere Gesichtspunkte bei der Gewebsübertragung. Bruns Beitr. klin. Chir. **185**, 81 (1952).

[160] HESLOP, B. F., J. M. ZEISS & N. W. NISBET: Studies of transferance of bone. Brit. J. of exper. pathol. **41**, 269 1960).

[161] HODGES, G. F.: Tympanoplasty. Laryngoscope **69**, 672 (1959).

[162] HOFMANN, W.: Die Aufnahme von Kunststoffimplantaten im Mittelohr unter verschiedenen Bedingungen. Mschr. Ohrenheilk. **96**, 365 (1962).

[163] HOLEWINSKI, J.: Obturation de la membrane tympanique avec greffe de cornée. Revue de laryng. (Bordeaux) **80**, 284 (1959).

[164] HOLMGREN, G.: Über die Technik der Radikaloperation bei chron. Otitis media. Mschr. Ohrenheilk. **55**, 1292 (1921).

[165] HOLMGREN, G.: Some experiences in surgery for otosclerosis. Acta otolaryng. (Stockh.) **5**, 460 (1923).

[166] HOOPER, A. A.: The use of temporal fascia and meatal skin in tympanoplasty. S. Afr. med. J. **36**, 1078 (1962).

[167] HOUSE, H. P.: Surgical repair of the perforated ear drum. Ann. Otol. **62**, 1072 (1953).

[168] HOUSE, H. P.: Clinical experiences in Tympanoplasty. Results in 61 cases. Laryngoscope **68**, 1481 (1958).

[169] HOUSE, W. F.: Myringoplasty. Arch. otol. (Chicago) **71**, 399 (1960).

[170] HOUSE, W. F., & J. L. SHEEHY: Functional restauration in tympanoplasty. Arch. of otolaryng. **78**, 304 (1962).

[171] HUEBSCHNER, C.: Klinische und experimentelle Beiträge zur Lehre von der Transplantation ungestielter Hautlappen. Bruns Betr. klin. Chir. **13**, 1 (1888).

[172] HUEBSCHNER, C.: Beiträge zur Hautverpflanzung nach Thiersch. Bruns Beitr. klin. Chir. **14**, 395 (1889)

[173] HYNES, W.: The early circulation in skin grafts with a consideration of methods to encourage their survival. Brit. J. Plast. Surg. **6**, 257 (1954).

[174] HYNES, W.: The problem of the mastoid segment after tympanoplasty. J. Laryng. Ootol. **73**, 532 (1959).

[175] JACOBI, H.: Neuere tympanoplastische Erfahrungen. HNO (Berlin) **10**, 229 (1962).

[176] JANSEN, G.: Stapesersatz durch Knorpel. Acta otolaryng. (Stockh.) **34**, 262 (1962).

[177] JENKINS, H. P., & J. S. CLARKE: Gelatine sponge, a new hemostatic substance Arch. Surg. **51**, 253 (1945)

[178] JENKINS, G. J.: Otosclerosis: certain clinical features and experimental operative procedures. Trans 17th int. Congr. Med. London **16**, 609 (1913).

[179] JONES, D. G.: The treatment of radical mastoid cavities with skin grafting and chloramphenicol 10 per cent in propylene glycol. J. Laryng. Otol. **66**, 622 (1952)

[180] JOSEPH, R. B.: The effect of absorable gelatine sponge preparations and other agents on scar formation in the dog's middle ear. Laryngoscope **72**, 1528 (1962).

[181] ISRAEL, J.: The application of dental molding compound for the maintenance of skin grafts in the middle ear and mastoid cavities. Ann. Otol. **31**, 543 (1922).

[182] JUERS, A. L.: Myringostapediopexy. Arch. Otolaryng. (Chicago) **71**, 376 (1960).

[183] JUERS, A. L.: Modified radical mastoidectomy. Arch. Otolaryng. (Chicago) **57**, 245 (1963).

[184] KAHN, A.: Outline of new instrument to be used in skin grafting in radical mastoid cavity. Laryngoscope **28**, 875 (1918).

[185] KAHN, A.: A new method of closing of the eustachian tube in the radical mastoid operation. Laryngoscope **30**, 146 (1920).

[186] KAHN, A.: A new method for skin grafting the mastoid cavity. Laryngoscope **37**, 889 (1927).

[187] KAIZUKA, K., M. HYUGA & Y. OZAWA: Closure of perforation of tympanic membrane and the improvment of hearing. Jap. J. Otol. **60**, 53 (1957).

[188] KANTOV, A. A., & V. Z. TARAJUSK: Tympanoplastik mit Anwendung eines Haut-Brust-Lappens. Vestn. Otorinolaryng. **20**, 128 (1958).

[189] KASTORSKI, F. V.: Endaurale Tmypanoplastik bei chronischer Mittelohreiterung. Vestn. oto-rino-laring. **24**, 53 (1962).

[190] KESSEL, J.: Über die Durchschneidung des Steigbügels. Mschr. Ohrenheilk. 1892.

[191] KHANAMIROV, A. R.: Skin plasty in tympanoplasty. Vestn. oto-rino-laring. **20**, 42 (1958).

[192] KHVOROSTUKHIN, L. L.: Antigenic properties of articular cartilage. Bull. Exper. Biol. Med. **45**, 90 (1958).

[193] KISS, A., D. AFRA & V. BORNIMESZA: Experimentelle und klinische Ergebnisse mit konservierten Duratransplantaten. Beitr. Z. klin. Chir. **196**, 178 (1958).

[194] KLEY, W.: Probleme der Tympanoplastik. a) Resorption der Schwammtamponade, b) Die lokale Anwendung von Medikamenten in der Paukenhöhle. Zschr. Laryng. **34**, 271 (1955).

[195] KLEY, W.: Ursachen der Recidivperforationen nach Tympanoplastik. Zschr. Laryng. **39**, 438 (1960).

[196] KLEY, W.: Fascia temporalis zum Verschluß von Trommelfellperforationen bei der Tympanoplastik. Mschr. Ohrenheilk. **97**, 55 (1963).

[197] KLEY, W., & O. BANDTLOW: Untersuchungen über die Einheilung des freien Hauttransplantates. Zschr. Laryng. **38**, 480 (1959).

[198] KLEY, W., & W. DRAF: Histologische Untersuchungen über autotransplantierte Gehörknöchelchen und Knochenstückchen im Mittelohr beim Menschen. Acta Oto-Laryng. Vol. **56**, Fasc. 6 (1965).

[199] KNAKE, E.: Über die Immunitätshypothese von der Transplantabilität körperfremder normaler Gewebe. Virchows Arch. **327**, 509 (1955).

[200] KOCH, F. X.: Die Regenerationsbehandlung des perforierten Trommelfelles. Mschr. Ohrenheilk. **91**, 199 (1957).

[201] KOS, J., H. HUNGRIA, R. M. da ROCHA & A. O. KOS: Tympanoplastiken mit Venentransplantation und Polyaethylenprothese. Referat in Hals- usw. Heilk. **75**, 329 (1962).

[202] KOSLOVA, J. C.: Erfahrungen bei Anwendung von mit Chloracid behandelter Leichenhaut zur Heilung von Wunden nach der radikalen Ohroperation. Vestn. otolaryng. (Moskau) 12 **H. 6**, 24 (1950).

[203] KRAMER, B. M.: The vein graft in reconstruction ear surgery. Laryngoscope **71**, 854 (1961).

[204] KRAUSE, F.: Verh. Dtsch. Ges. Chir. **46**, 46 (1893).

[205] KRENS, B. M., G. W. HYATT, TH. C. TURNER & A. L. BASSET: The preservation and clinical use of freezedried bone. J. of bone a. joint surg. **334**, 863 (1951).

[206] KREDEL, F. E., & W. J. ROBERTS: Supravital staining of cartilage. Proc. Sect. Sc. Kon. Acad. Wet. Amsterdam **38**, 215 (1935).

[206] KRENSBAUER, F. H.: Polyaethylen-Steigbügelprothesen mit Gelenkpfannennachbildung. Mschr. Ohrenheilk. **97**, 237 (1963).

[207] KRÜGER: Experimentelle und klinische Resultate bei homologen Transplantaten. Habilitationsschrift Kiel (1963).

[208] KRYLOW, B. S.: A new modification of tympanoplasty. Vestn. Oto-rino-laring. **21**, 113 (1959).

[208a] KUP, W.: Die 3-Schichten-Plastik des Trommelfelles mit konservierter Dura mater. Mschr. Ohrenheilk. **102**, 80 (1968).

[209] KÜTTNER, H.: Die Transplantation aus der Leiche. Verh. Dtsch. Ges. Chir. **40**, 83 (1911).

[210] LANGE, K.: Fluorescenzfarbstoffe. J. Electrochemic Soc. **95**, 6 (1949).

[211] LANGENBECK, B.: Konservative Tympanoplastik. Zschr. Laryng. **37**, 118 (1958).

[212] LEE, W. H.: Measurements of cellular viability. Plast. Surg. Baltimore **26**, 852 (1956).

[213] LEMPERT, J.: Improvment of hearing in cases of otosclerosis: new one-stage surgical technic. Arch. Otolaryng. (Chicago) **28**, 42 (1938).

[214] LEMPERT, J.: Lempert endaural subcortical Mastoidotympanectomy for the cure of chronic persistent suppurative otitis media. Arch. Otolaryng. (Chicago) **49**, 20 (1949).

[215] LETTERER, J.: Laryngoscope **60**, 740 (1950).

[216] LETTERER, B.: Allgemeine Pathologie. VEB Verl. Georg Thieme Leipzig 1959.

[217] LEVINE, R. L.: Tympanic membrane perforations plastic procedures in their repair. Eye, Ear, Nose Thr. Monthley 41, 1007 (1962).

[218] LEXER, E.: Die freien Transplantationen. Verl. Ferd. Enke, Stuttgart, 1919 bis 1924.

[219] LIEN, K.: Vorläufiger Bericht über die Plastik der Ohrradikalhöhle mit Fascia lata. Referat in Zbl. Hals- usw. Heilk. 70, **H. 1** (1960).

[220] LIMBERG, A. A.: Vestn. Chir. **78**, 68 (1957).

[221] LINK, R.: Klinische Erfahrungen mit epithelfreien allergenarmen Hauttransplantaten. Arch. Ohren- usw. Heilk. u. Z. Hals- usw. Heilk. **176**, 463 (1960).

[222] LINK, R.: Sitzungsbericht der 31. Jahresversammlung der Deutschen Gesellschaft der HNO-Ärzte, Bremen 1960, Zbl. Hals- usw. Heilk. **67**, 208 (1960).

[223] LINKE, K. G.: Handbuch der theoretischen und praktischen Ohrenheilkunde. Leipzig 1837.

[224] LE GRIPPO, G. A., B. BURGES, R. TEODORO & J. L. FLEMING: Procedure for bone sterilisation with beta-propiolactone. J. Bone Surg. Am. Ed. **39**, 1356 (1957).

[225] LYNCH, J. D., R. B. ASBURY & R. O. DINGMAN: The effectivess of sterilisation of canine costal cartilage by cobalt^{60} irradiation and its fate when used in homografts. Transpl. Bull. **3**, 50 (1956).

[226] MARQUET, J.: Tympanoplastik aus Leichengewebe. Med. Tribune **20** (1967).

[227] MARCHAND, F.: Der Prozeß der Wundeinheilung mit Einschluß der Transplantation. Dtsch. Chir. Bd. **16**, Stuttgart, Ferdinand Enke 1901.

[228] MASPETIOL, R.: Problémes particuliers posés par la tympanoplastie. Ann. Otolaryng. (Paris) **74**, 515 (1957).

[229] MASPETIOL, R.: Les échecs de la tympanoplastie et leurs causes. Ann. d'otolaryng. (Paris) **75**, 481 (1958).

[230] MASPETIOL, R.: Les échecs de la tympanoplastie. Acta oto-rhino-laryng. belg. **13**, 106 (1959).

[231] MATZKER, J.: Zur Geschichte der Ohroperationen bis zum Jahre 1900. Zschr. für Laryng. **35**, 671 (1956).

[232] MATZKER, J.: Zur Geschichte der hörverbessernden Operationen usw. Zschr. für Laryng. **37**, 463 (1958).

[233] MAURER, P.: Experiences sur la conservation des greffons de peau. Transpl. Bull. **4**, 178 (1957).

[234] MAUS, H.: Vergleichende Untersuchungen über die homo- und autoplastische Hauttransplantation an der Ratte. Frankf. Zschr. Path. **67**, 377 (1956).

[235] MAWSON, S. R.: Myringoplasty. J. of laryng. (London) **72**, 56 (1958).

[236] MAYER, J.: Verwendung von konservierten Hautlappen für plastische Zwecke. Mschr. Ohrenheilk. **88**, 72 (1954).

[237] MAYER, J.: Vergleichende Beobachtungen über Auto-Homoiotransplantate in Ohroperationshöhlen im Tierversuch und beim Menschen. Mschr. Ohrenheilk. **89**, 166 (1955).

[238] MC GREGOR, J. A.: The vascularisation of homografts of human skin. Brit. J. of plast. surg. **7**, 33 (1954/55).

[239] MAZEAS: Lambeau-greffe á pédicule musculaire dans les tympanoplasties. Revue de Laryng. (Bordeaux) **84**, 157 (1963).

[240] MC LAURIN, J. V., T. B. RAGGIO & H. G. TABB: A technique of tympanoplasty. **71**, 116 (1961).

[241] MEDAWAR, P. B.: Chairmans opening remarks. **1**, 1 (1962). Ciba Foundation Symposium on Transplantation 1962.

[242] MEDAWAR, P. B.: The behavior and fate of skin autografts and skin homografts in rabbits. J. Anat. **78**, 176 (1944).

[243] MEDAWAR, P. B., L. BRENT & M. RUSZKIEWICZ: Studies on transplantation antigen. Ciba Foundation Symposium on Transplantation 1962.

[244] MEIER, E.: Über primäre Transplantation in Totalaufmeißelungshöhlen. Arch. Ohren- usw. Heilk. **122**, 213 (1929).

[245] MENKIN, V.: Dynamics of Inflammation. New York 1950.

[246] MERCONDIND, E. O., I. C. TORADIDO & J. ZUBIZARRETA: L'éterier artificiel. Ann. d'otolaryng. (Paris) **79**, 330 (1962).

[247] MICHELSON, N.: Leichenknorpel als Material zur freien Transplantation. Chirurgia, Moskva **10**, 29 (1959).

[248] MIKA, J.: Die Methoden der Mikromaßanalyse. Stuttgart 1958.

[249] MIODONSKI, J.: One-stage and two-stage tympanoplasty. Arch. otolar. **76**, 2 (1962).

[250] MIODONSKI, J.: Different types of transplants in Tympanoplasty. Vestnik otol. (Moskau) **24**, **4. 2**, 63 (1962).

[251] MIR Y MIR, L.: Biology of the skin graft. New aspects to consider in its revascularization. Plast. Reconstr. Surg. **8**, 378 (1951).

[253] MISCHENKIN, N. V.: Über die Resultate der freien und gestielten Transplanttate bei der Tympanoplastik Typ III nach Wullstein mit Columellaeffekt. Vestn. Oto-rino-laring **24**, 50 (1962).

[254] MITCHEL, I. F. O.: Repair of tympanic perforations. J. of Laryng. (London) **72**, 724 (1958).

[255] MLECHIN, B. M.: Früh- und Spätergebnisse der Tympanoplastik. Vestnik otolar. (Moskau) **22**, **H. 3**, 52 (1960).

[256] MORITZ, W.: Plastische Eingriffe am Mittelohr zur Wiederherstellung der Innenohrschalleitung. Zschr. Laryng. **31**, 338 (1952).

[257] MORISSON, A. W.: Treatment of otosclerosis by stapedectomie. Brit. med. J. **1**, 1804 (1962).

[258] MÜNDNICH, K.: Myringoplastik. Wien. klin. Wschr. **65**, 221 (1953).

[259] MUIR, I. F. K.: The disulphine blue colouration in the study of humoral exchanges in skin grafts. Brit. J. Plast. Surg. **14**, 308 (1961).

[260] MÜSEBECK, K., & P. FALK: Über knöcherne Druckstrukturen in reponierten und homologen Steigbügeln und in Knochenspänen. Arch. Ohren- usw. Heilk. **181**, 279 (1963).

[261] NAGAYAMA, K.: Experimental study on tympanoplasty. Histological study of the skin graft. Otol. Fucuotu **6**, Suppl. **4**, 332 (1960).

[262] NEGRI, M.: Modificazioni e destino degli innerti endauricolari di lembi liberi cutanei e mucosi. Arch. ital. Otol. Suppl. **22**, 7 (1955).

[263] NEGRI, M.: Reparazione di perforazioni della membrana timpanica mediante innerti liberi cutaneio o mucosi nel cane. Arch. ital. Otol. **66**, 439 (1955).

[264] NEGRI, M.: Il contingente nervoso degli innerti cutanei endauriculari. Otol. ecc. ital. **24**, 367 (1956).

[265] NEJEDLO, V.: The possibility of conservative repair of mesotympanic perforations in ear drum. Csl. otolar. **8**, 222 (1959).

[266] NEUMANN, K. H.: Grundriß der Gefrierstockung. Musterschm. wiss. Verl. Göttingen 1952.

[267] NICELLI, F., & L. TESCO: Fisiopatologia del lembo dermoepidermico negli interventi di timpanoplastica. Arch. ital. Otol. **67**, 666 (1956).

[268] NICELLI, F., & R. MANZINI: Osservazioni eritiche in operati di timpanoplastica con successo anatomofunzionale. Arch. ital. otol. **68**, 913 (1957).

[269] NISBET, N. W., B. F. HESLOP & J. M. ZEISS: Studios on transference of bone. Brit. J. exper. Pathol. **41**, 443 (1960).

[270] NASCHIMURA, K. V., J. A. YEAGER & T. Y. SABET: Fate of osteocytes in aduld mouse whole bone isografts and homografts. The anatom. record. **144**, 85 (1962).

[271] NUSCHE, W.: Ein Beitrag zum dauerhaften Trommelfellverschluß mittels Prothese. Zschr. Laryng. **41**, 747 (1962).

[272] O'CONNOR, G. B.: Refrigerated cartilage isografts. California West. med. **52**, 21 (1940).

[273] OBREGEN, G.: Advances in preservation of the chronical discharging ear. Arch. of otolar. **70**, 297 (1959).

[274] OLLIER, L.: Traité expérimental et clinique de la regeneration des os et de la production artificielle du tissue osseux. Bd. **1**, Masson Paris 1867.

[275] OMBRÉDANNE, M.: Note sur les greffes cutanées libres dans les cavités d'evidement pétromastoidien. Ann. d'Otolaryng. **66**, 57 (1949).

[276] OMBRÉDANNE, M., P. CLERC & E. PONCET: Les greffes cutanées libres en chirurgie auriculaire. Ann. Otolaryng. (Paris) **72**, 457 (1955).

[277] ORESCOVIC, M., & Z. KEKIC: La valeur de l'aminos dans l'évidement pétromastoidien. Revue de laryng. (Bordeaux) **77**, 546 (1956).

[278] ORMEROD, F. C., & K. MCLAY: The technique of plastic operations on the sound conducting apparatus, J. Laryng. Otol. **70**, 648 (1958).

[279] ORMEROD, F. C., & K. MCLAY: Some results of plastic operation on the sound conducting apparatus. J. Laryng. Otol. **71**, 427 (1957).

[280] OUCHTERLONY, O.: Antigen-Antibody reactions in gels IV Types of reactions in coordinated systems of diffusion. Acta pathol. et microbiol., Scand. **32**, 231 (1953).

[281] OUCHTERLONY, O.: Diffusion in gel methods for immunological analysis. Progr. allergy Vol. **5**, 1 (1958).

[282] PADGETT, E. G.: Plast. Reconstr. Sur. **2**, 384 (1947).

[283] PAGANE, A.: Primi resultati di timpanoplastica. Arch. ital. otol. **64**, 83 (1956).

[284] PAGNINI, G., & R. COMORETTO: Technica i resultati funzionali della chirurgica endaurale nell'otite chronica purulenta. Valsalva **31**, 233 (1955).

[285] PAILLER, B., & Y. MORDRET: La greffe pédiculée dans la chirurgie de l'oreille. Ann. d'otolaryng. (Paris) **76**, 479 (1959).

[286] Panel discussion: Tympanoplasty. Trans. amer. acad. aphthol. otolaryng. **66**, 439 (1962).

[287] PASSOW: Dis. Bem.: Verh. Dtsch. otol. Ges. **6**, 141 (1897).

[288] PASSOW: Gehörgangsplastik bei der Radikaloperation chronischer Mittelohreiterungen. Lucae Festschrift 1905.

[289] PASSOW: Über Plastik und Nachbehandlung bei Rakidaloperierten, Beitr. Anat. Physiol. **1** (Verh. Berlin. otol. Ges) 1905.

[290] PATTERSON, T. J. S., & T. F WILKIE, The blood supply of Wolfe grafts. Brit. J. Surg. **15**, 338 (1962).

[291] PEER, L. A.: Transplantation of tissue. Baltimore 1955.

[292] PEER, L. A., & J. C. WALKER: Plastic surgery. Arch. of otolaryng. **68**, 95 (1958).

[293] PERET, P.: Propos sur la tympanoplastie. Plast. otorhino-laryng. **25**, 231 (1963).

[294] PERSAVENTO, G.: Considerationi sui trapiansti liberi cutanci nelli interventi di timpanoplastica. Minerva otorinolar. (Torino) **10**, 155 (1960).

[295] PETERSON, N. V.: Cholesteatom in radicalmastoidectomy cavity secondery to use of primary skin grafts. Arch. of otolaryng. **56**, 49 (1952).

[296] PFALTZ, C. R., V. BONNOTE & E. EGGENSCHWILER: Die endaurale Tympanoplastik. Practica otolar. (Basel) **22**, 111 (1960).

[297] PFALTZ, C. R., E. LUSCHER, R. VOEGELI & W. WEY: Arch. otolaryng. **75**, 405 (1962).

[298] PIETERANTONI, L., & E. BOCCA: Myringoplasty. Plastic repair of ear drum perforation. Ann. Otol. **66**, 1160 (1957).

[299] PLESTER, D.: Myringoplasty methods. Arch. Otolaryng. (Chicago) **72**, 718 (1960).

[300] PLESTER, D.: Problems of tympanoplasty. J. Laryng. Otol. **75**, 879 (1961).

[301] PLESTER, D.: Problems of tympanoplasty. Referat in Zbl. Hals- usw. Heilk. **73**, 244 (1962).

[302] PLESTER, D.: Ein Beitrag zum Problem des Abschlusses der Pauke. Zschr. Laryng. **38**, 685 (1959).

[303] POLGE, C, A. U. SMITH & A. S. PARKES: Revival of spermatozoa after verifikation and dehydration at low temperatures. Nature, London **164**, 666, (1949).

[304] POMPÉ, J: Etude sur la chirurgie functionelle d'oreille moyene. Rev. Laryng. (Bordeaux) **79**, 193 (1958).

[305] PORTMANN, M., & G. CARESIA: La reconstruction de l'étrier par greffe asseuse. Revue de laryngol. (Bordeaux) **80**, 929 (1959).

[306] PORTMANN, M., A. DUFOUR & J. L. DESPONS: A propos des Tympanoplasties. Rev. Laryng. (Bordeaux) **83**, 1099 (1962).

[307] PORTMANN, M., G. FORTUNATO & G. CERESIA: A propos de la substitution de l'étrier par greffes autoplastiques et homoplastiques. Revue de laryngol. (Bordeaux) **83** Suppl. Aout 673 (1962).

[308] PREOBRASCHENSKI, I. B.: Methode der Anwendung eines Lappens aus konservierter harter Hirnhaut bei der Tympanoplastik. Vestn. Otolaring. (Moskau) **23. 4.** 4, 60 (1961).

[309] PREOBRASCHENSKI, I. B.: Ein neues Modell einer Polyaethylenprothese für Tympanoplastiken. Vestnik otolaring. (Moskau) 26, H. **2**, 34 (1964).

[310] PROKOP, O.: Lehrbuch der gerichtlichen Medizin. Verl. Volk u. Ges. Berlin 1960.

[311] PROKOP, O., & G. UHLENBRUCK: Lehrbuch der menschlichen Blut- und Serumgruppen. Georg Thieme Leipzig 1963.

[312] PRUVOT, M.: Quelques vertités premières au apparemment telles en chirurgie stapédienne. Acta-otorhinolaryng. **14**, 546 (1960).

[313] PULIDO, R.: Nuestra experiencia con injertos libres tibial an la circurgia de las otorreas. Acta oto-rino-laring. ib. amer. **13**, 148 (1962).

[314] RAMBO, TH. J. H.: A new operation to restore hearing in conductive deafness of chronic suppurative origin. Arch. Otolaryng. (Chicago) **66**, 525 (1957).

[315] RAMBO, TH. J. H.: Musculoplasty: a new operation for suppurative middle ear deafness. Trans. Amer. Acad. Ophthal. Otolaryng. **62**, 166 (1958).

[316] RAMBO, TH. J. H.: Further experience with musculoplasty. Arch. Otolaryng. (Chicago) 71, 428 (1960).

[317] RAUCH, S.: Zur Chemie der Wundheilung. A. Gesetzmäßigkeiten des unbehandelten Wundwachstums. Langebecks Arch. klin. Chir. **266**, 210 (1950).

[318] RAUCH, S., Zur Chemie der Wundheilung. B. Die chemische Beeinflussung der Epithelisation. Langebecks Arch. klin. Chir. **266**, 285 (1950).

[319] RAUCH, S.: Zur Chemie der Wundheilung. C. Die chemische Beeinflussung der Granulationen. Langebecks Arch. klin. Chir. **266**, 448 (1950).

[320] RAUCH, S.: Zur Epithelisation der Radikalhöhle. Zschr. Laryng. **30**, 341 (1951).

[321] REYNOLDS, F. C., & D. R. OLIVER: Experimental evaluation of homogenous bone grafts.

[322] RICHTNER, N.: A plastic middle ear operation with particular attention to the cavum minor technique. Acta otolaryng. (Stockh.) **48**, 302 (1957).

[323] RINGENBERG, J. C.: Fat graft tympanoplasty. Laryngoscope **72**, 188 (1962).

[324] RINGENBERG, J. C., & E. FORNATTO: The fat graft in middle ear surgery. Arch. Otolaryng. (Chicago) **76**, 407 (1962).

[325] RIEES, J.: Homoioplastische Transplantation von kältekonserviertem Gelenkknorpel im Tierversuch. Arch. Orthop. Unfallchir. **48**, 279 (1956).

[326] RITTER, U.: Testversuche zur Frage der Eiweißkonservierung als Grundlage für Fremdgewebstransplantation am Menschen. Chirurg. **27**, 114 (1956).

[327] ROBIN, J. L., & P. A. BERLENDIS: Lembi cutanei „tre quarti" nell'intervento radicale sull'orecchio. Arch. ital. Otol **64**, 829 (1953).

[328] ROBIN, J. L.: Du lieu et du mode de prélèvement de greffes cutanées en chirurgie otologique. Congr. Soc. Franc. ORL 1954.

[329] ROBINSON, M.: The stainless steel stapedial prothesis, one year's experience. Laryngoscope **72**, 514 (1962).

[330] RODRIGUEZ-ADRADOS, F.: Tecnica de timpanoplastia basado en la conservation del conducto auditivo externo e injerto oseo. Pren. med. argent. **48**, 3186 (1961).

[331] ROSENFELD, I. M.: Some questions related to tympanoplasty. Vestn. otorino-laryng. **20**, 31 (1958).

[332] ROSOMOFF, H. L.: Ethylene oxide sterilized, freeze-dried dura mater for the repair of pachymenigaeal defects. J. of Neurosurg. **16**, 197 (1959).

[333] RUEDI, L.: Änderungen in der chirurgischen Behandlung der otosklerotischen Schwerhörigkeit. Practica oto-rhinolar. (Basel) **22**, 11 (1960).

[334] SABET, T. Y., E. B. HIDREGI & R. D. RAY: Bone immunology. J. of bone a. joint surg. **43 A**, 1005 (1961).

[335] SATALOFF, J.: Repair of ossicular defects. Arch. of otolar. **70**, 415 (1919).

[336] SATO, M.: A experimental and pathological study of the reconstruction of the ossicular chain. Referat in Zbl. Hals- usw. Heilk. **67**, 177 (1960).

[337] SCHÄFER, P.: Die Dicke von Hauttransplantaten als Bedingung für die erfolgreiche Anheilung bei freier autoplastischer Transplantation. Virchows. Arch. 484 (1949).

[338] SCHÄFER, P.: Die Dicke von Hautlappen als Mittransplantation. Virchows. Arch. **320**, 397 (1951).

[339] SCHÄFER, P.: Quantitative Beobachtungen an Hauttransplantaten. Dtsch. Gesundheitswesen 490, 1952.

[340] SCHÄFER, P.: Über natürliche und experimentelle Bedingungen für eine erfolgreiche freie Homotransplantation der Haut. J. med. Kosmetik **4**, 109 (1954).

[341] SCHÄFER, P.: Zur Pathophysiologie der freien Hautverpflanzung. Aesthet. Med. **11**, 52 (1962).

[342] SCHEER, A. A.: Advances in the stapes mobilisation operation for otosclerotic deafness. N. Y. State J. med. **58**, 191 (1958).

[343] SCHEIBE, E., & B. GIBB: Über das Vorkommen von blutgruppenaktiven Substanzen in der harten Hirnhaut. Acta biol. med. germ. **7**, 87 (1961).

[344] SCHMERMER, S.: Die Blutmorphologie der Laboratoriumstiere Verl. Joh. Ambr. Borth, Leipzig.

[345] SCHILLER, A.: Mastoidosteoplasty using 1954 autogenous cancelleus bone. J. of laryng. (London) **75**, 647 (1961).

[346] SCHLOSSER, W. D.: Tympanoplasty — its trends. Arch. otolaryng. **74**, 656 (1961).

[347] SCHMIDT, H.: Über die Immunologie bei der Transplantation. Langebecks Arch. klin. Chir. **292**, 800 (1959).

[348] SCHOETZ, W.: Epidermiscysten nach Transplantation in Radikaloperations-

höhlen. Zschr. Ohrenheilk. **56**, 56 (1908).

[349] SCHRIMPF, W. J.: Repair of tympanic membrane perforations with human amniotic membrane. Ann. Otol **63**, 101 (1954).

[350] SCHRÖDER, F.: Zur Verwendung gestielter Lappen in der plasmatischen Chirurgie des Kiefer-Gesichtsbereiches. Experimentelle Untersuchungen und klinische Untersuchungen. Habilitationsschrift Hamburg 1960.

[351] SCHUCHARDT, K.: Die freie Hauttransplantation unter besondere Berücksichtigung der Verwendung von Epidermis-Cutis-Lappen. Dtsch. Zahnheilk. **12**, 1 (1949).

[352] SCHUCHARDT, K.: Hautersatz im Gesicht mit gestielten Lappen und freien Transplantaten. Langebecks Arch. klin. Chir. **289**, 490 (1958).

[353] SCHUKNECHT, H. F., & S. OLEKSINK: Tympanoplasty. Laryngoscope **69**, 614 (1959).

[354] SCHUKNECHT, H. F., T. MANFORD & S. OLEKSINK: Comments on tympanoplasty. Laryngoscope **70**, 1157 (1960).

[354a] SCHUKNECHT, H. F.: Tympanoplasty types III, IV, V. Arch. Otolaryng. **71**, 416 (1960).

[355] SCHULTEN, H.: Lehrbuch der klinischen Haematologie. Verl. Georg Thieme, Stuttgart.

[356] SCHWARZ, M.: Das Cholesteatom. Zschr. Laryng. **41**, 83 (1962).

[357] SCHWARZ, M.: Pathogenese des Mittelohrcholesteatoms und Hautkrankheiten. Zschr. Laryng. **41**, 131 (1962).

[358] SCHWARZ, M.: Causalfaktoren der Cholesteatom-Genese. Acta oto-laryng. (Stockh) **56**, 197 (1963).

[359] SCHWEIZER, W., & H. REBER: Zur Frage der Antikörperbildung in Lymphknoten. Zschr. f. d. ges. experim. Med. **116**, 265 (1950).

[360] SECANDI, U.: Di alcune varianti nella chirurgia plastica degli stati inflammatori cronici dell'orecchio medio. Ann. Laryng. (Torino) **58**, 566 (1959).

[361] SHAMBAUGH, G. E.: Primary skin graft in modified (Bondy) radical mastoidectomy for preservation of hearing in cases of genuine cholesteatoma. Arch. Otol. (Chicago) **23**, 222 (1936).

[362] SHAMBAUGH, G. E.. & A. L. JUERS: Surgical treatment of otosclerosis, preliminary report and an improved fenestration technic. Arch. Otol. (Chicago) **43**, 549 (1946).

[363] SHAMBAUGH, G. E., & E. L. DERLACKI: Primary skin grafting of the fenestra and fenestration cavity. Early and late results. Arch. Otol. (Chicago) **64**, 46 (1956).

[364] SHEA, J. J.: Vein graft closure of eardrum perforation. Arch. Otol. (Chicago) **72**, 445 (1960).

[365] SHEA, J. J.: Vein graft closure of eardrum perforation. J. Laryng. Otol. **74**, 358 (1960).

[366] SHELL, G. D.: The homograft reaction. Ann. rev. of microbiol. **11**, 437 (1952).

[367] SIEBENMANN: Die Radikaloperation des Cholesteatoms mittels Anlegung breiter permanenter Öffnungen gleichzeitig gegen den Gehörgang und gegen die retroaurikuläre Region. Berlin. Klin. Wschr. **30**, 12 (1893).

[368] SIEBERT, W. J.: Effect of gradet degrees of head upon cartilage in homotransplantation and heterotransplantation in guinea pig Arch. Path (Chicago) **12**, 590 (1931).

[369] SIIRALA, U.: Contribution to the technique of fenestration. Acta oto-laryng. (Stockh.) **47**, 73 (1957).

[370] SIIRALA, U.: The use of a Thiersch graft for covering the fenestra and a meatal skin flap for isolation of the pneumatic cells and tympanon in the fenestration operation. Acta oto-laryng. (Stockh.) **47**, 73 (1957).

[371] Sitzungsbericht des IX. Österreichischen Oto-Laryngologentages vom 9.—11. Sept. 1954. Mschr. Ohrenheilk. **89**, 1 (1955).

[372] Sitzungsbericht über die **43**. Frühjahrsversammlung der Gesellschaft Schweizerischer HNO-Ärzte am 12. u.

13. Mai 1956. Zschr. Laryngol. **35**, 583 (1956).

[373] SMAHEL, J.: Revascularisation of a free skin autograft. Acta chir. plast. **4**, 102 (1962).

[374] SMITH, F.: A rational management of skin grafts. Surg. Gynec. Obst. **14**, 556 (1926).

[375] SMITH, F.: Plastic and Reconstructive Surgery — a manual of management. Philadelphia 1950.

[376] SHELL, G. D.: The homograft reaction. Ann. rev. of microbiol. **11**, 439 (1957).

[378] SOOY, F. A.: A method of repairing a lage marginal tympanic perforation. Ann. of otol. (St. Louis) **65**, 911 (1956).

[379] SPASSOW-BETOW, C.: Konservierte Dura als Trommelfellersatz bei Tympanoplastiken.

[380] SPIRA, A.: Die Lymphknotengruppen (Lymphozentra) bei den Säugern, ein Homologisierungsversuch. Juang. Diss. München 1961.

[381] STACKE, L.: Stacke's Operationsmethode. Arch. Ohrenheilk. **35**, 145 (1893).

[382] STACKE, L.: Über eine Methode der Plastik zur Deckung der bei der operativen Freilegung der Mittelohrräume entblößten Knochenflächen. Verh. Dtsch. otol. Ges. 83, 1895.

[383] STACKE, L.: Die operative Freilegung der Mittelohrräume. Tübingen 1897.

[384] STACKE, L.: Über konservative Radikaloperation des Mittelohres. Dtsch. Med. Wschr. 1591, 1911.

[385] STENGL, TH. A.: Experimental incus transplantation. Arch. of otolaryng. **74**, 45 (1961).

[385a] STILLE, G., & G. KRETSCHMER: Zur Resorption von Fibrinschaum. Med. Klin **47**, 1461 (1952).

[385b] STRUPLER, W.: Gefahren der Tympanoplastik bei Mittelohrcholesteatom. Practica otorhinolar. (Basel) **22**, 173 (1960).

[386] STORRS, L. A.: Myringoplasty with the use of fascia grafts. Arch. Otolaryng. (Chicago) **74**, 45 (1961).

[387] SULZBERGER, M. B.: Skin transplantats-homografts. Ann. N. Y. Acad. Science **59**, 308 (1955).

[388] SNYDER, C. C., E. WORDLAW & KELLY: Gas sterilisation of cartilage and bone implants. Plast. Surg. Baltimore **28**, 2008 (1961).

[389] TABB, H. G: Closure of perforations of the tympanic membrane by vein grafts. Prelim. report of twenty cases. Laryngoscope **70**, 271 (1960).

[390] TAKAHARA, S.: Applications of myringomeatal flap and management of diseased ossicles in tympanoplasty. J. oto-rhino. laryng. Soc. Jap. **63** Suppl. **2**, 60 (1960)

[391] TANGEMANN, C. W.: Reproduction of the membrane tympani by skin grafting. Arch. Otolaryng. (Chicago) **12**, 228 (1883).

[392] TAYLOR, A. C., & J. W. LEHRFELD: Definition of survival time of homografts. Ann. N. Y. Acad. Science **59**, 351 (1955).

[393] TAYLOR, L. R. S.: Amnion graft in radical mastoidectomy. J. of Laryngol. (London) **71**, 559 (1957).

[394] TEMKIN, J.: Die Thiersch'sche Transplantation bei Totalaufmeißelung. Zbl. Halsheilk. **13**, 569 (1929).

[395] TEMPEST, M. N.: Thesis for the degree of Master of Surgery. Leeds 1959.

[396] TEMPEST, M. N.: Intravenöse Farbstoffinjektion zur klinischen Beurteilung der Lebensfähigkeit von Geweben. Tägl. Praxis **4**, 121 (1963).

[397] TERESAKI, P. J., J. A. CANNON & W. P. LONGMIRE: The specificity of tolerance to homografts in the chicken. J. of immunolog. **81**, 246 (1958).

[398] TERRAHE, J.: Vereinfachtes Testverfahren zur gezielten Behandlung der Mittelohreiterung und Anwendung von neuartigen Trommelfellprothesen. HNO — Wegw. (Berlin) **4**, 284 (1954).

[399] THIERSCH, K.: Über die feineren anatomischen Veränderungen bei Aufheilung von Haut auf Granulationen. Langebecks Arch. klin. Chir. **17**, 318 (1874).

[400] THORBURN, J. B.: Experience with pedicled temporal muscle flaps in radical mastoid and tympanoplasty operations. J. of Laryng. (London) **75**, 885 (1961).

[401] TIEDEMANN, H.: Über die Gefäßversorgung von Haut- und Lebertransplantaten. Virchows Arch. **317**, 461 (1949).

[402] TIEDEMANN, R.: Die feingewebliche Umwandlung freier Trommelfelltransplantate im Tierexperiment. Arch. Ohren- usw. Heilk. u. Z. Hals- usw. Heilk. **175**, 494 (1959).

[403] TIEDEMANN, R.: Immunobiologische Gesichtspunkte bei experimentellen Trommelfelltransplantationen. Arch. Ohren- usw. Heilk. **176**, 464 (1960).

[404] TOBECK, A.: Steigbügel Verstorbener als Steigbügelersatz bei der Otosclerose-operation. Zschr. Laryngol. **41**, 31 (1962).

[405] TROMBETTA, A.: Perforations of tympanic membrane and tympanoplasty. Closure by pericardium: a preliminary report of 9 cases. Arch. Otolaryng. (Chicago) **77**, 81 (1963).

[406] UNTERBERGER, S.: Zur Paukenplastik. Mschr. Ohrenheilk. **89**, 19 (1955).

[407] UNTERBERGER, S.: Erfahrungen bei 120 Tympanoplastiken wegen Mittelohrcholesteatom. Wiss. Z. Univ. Halle **5**, 1011 (1956).

[408] UNTERBERGER, S.: Erfahrungen bei 120 Tympanoplastiken wegen Mittelohrcholesteatom. HNO (Berlin) **6**, 161 (1957).

[409] URIST, M. R.: Osteogenetic potency and new-bone formation by induction in transplants to the anterior chamber of the eye. J. of bone a. joint surg. **34 A**, 443 (1952).

[410] UTECH, H.: Über diagnostische und therapeutische Möglichkeiten der Tympanotomie bei Schalleitungsstörungen. Zschr. Laryngol. **38**, 212 (1959).

[411] UTECH, H.: Über die Verwendung von Knorpelgewebe bei der Tympanoplastik und Stapeschirurgie. HNO-Wegw. (Berlin) **9**, 232 (1961).

[412] VALLONE, zit. nach H. KUNTZEN: Erg. Chir. Orthop. **22**, 431 (1929).

[413] VENELIK, H.: Thiersch-grafts in tympano-mastoidectomy. Csl. otolaryng. **6**, 41 (1957).

[414] VICENCIO, A. B.: A retroauricular pedicls skin graft to line the radical mastoid cavity. Arch. of otolaryng. **63**, 296 (1956).

[415] VICENCIO, A. B.: The retroauricular pedicle skin graft for tympanoplasty after a radical mastoidectomy. Arch. of otolaryng. **69**, 197 (1959).

[416] VINOGRADOVA, T. P.: Die Transplantation von menschlichem Knorpelgewebe. Izdatelstvo AMNSSSR Moskva 1950.

[417] WAGENFELD, M.: „Über die Neubildung von Knorpelzellen". Virchows Arch. path. Anat. **321**, 535 (1952).

[418] WALLACE, P. B., & A. M. MEGROWSKI: The repair of dura defects by graft. Ann. of surg. **151**, 174 (1960).

[419] WASTENSON, N.: Myringoplasty with a free graft from the experimental auditory canal. Acta otolaryng. (Stockh.) **53**, 563 (1961).

[420] WEICHMANN, M.: Über eine verbesserte Nachbehandlungsmethode von Radikaloperationshöhlen und deren rasche Epidermisierung. HNO (Berlin) **4**, 52 (1953/54).

[421] WEICHSELBAUMER, W.: Die klinischen Erfahrungen mit dem verlängerten freien Gehörgangshauttransplantat bei Tympanoplastik. Mschr. Ohrenheilk. **94**, 196 (1960).

[422] WEICHSELBAUMER, W.: Transplantation der Ossicula. Mschr. Ohrenheilk. **95**, 375 (1961).

[423] WEICHSELBAUMER, W.: Erfahrungen und Ergebnisse bei Myringoplastik. HNO (Berlin) **11**, 65 (1963).

[424] WEICHMANN, F., & H. G. STEINKE: Deckung großer Duradefekte mittels lyophilisierter Fremddura. Der Chirurg. **30**, 320 (1959).

[425] WEISS, M., & A. RISANI: Tympanoplastics, operative treatment for the

rehabilitation of hearing. Vagnossant Pregl. **13**, 437 (1965).

[426] WERNER: Disk. Bem. zu Eschweiler: Transplantation und erster Verband nach der Totalaufmeißelung. Zbl. Ohrenheilk. **1**, 432 (1903).

[427] WILLEMS, A.: Persönliche Methode der Tympanoplastik mit Schleimhauteinpflanzung und autonomisiertem Hautlappen. Zschr. Laryngol. **41**, 382 (1962).

[428] WILLIAMS, M. L.: Use of a single conical graft in mastoid cavities. Ann. Otol. **62**, 652 (1953).

[429] WILLIAMS, M. L.: The surgical treatment of chronic suppurative otitis media. Arch. of otolaryngol. **63**, 248 (1956).

[430] WILLIAMS, M. L.: The surgical treatment of chr. supp. ot. m. Arch. of laryngol. **68**, 574 (1958).

[431] WITHE, E.: Epithelial inley in radical mastoid operation. J. Laryng. Otol. **37**, 223 (1922).

[432] WITHERS, B. T.: Primary grafting of fenestration and mastoidectomy cavities. Arch. Otolaryng. (Chicago) **63**, 248 (1956).

[433] WITHERS, B. T.: A technique for using preserved autogenous skin in otologic grafting. Ann. Otol. **67**, 341 (1958).

[434] WITHERS, B. T., J. C. DICKSON & K. L. WATTLEWORTH: Primary split thickness skin grafting of radical mastoid cavities. Ann. Otol. **61**, 656 (1952).

[435] WITHERS, B. T., B. M. NAIL & B. R. ALFORD: The effect of burning epithelium in the middle ear of animals. Trans. Amer. Acad. Ophthal. Otol. **64**, 863 (1960).

[436] WITHERS, B. T., S. E. HATFIELD & R. W. RICHMOND: Drum and middle ear grafts in cats. Laryngoscope **73**, 1022 (1963).

[437] WITTE, S.: Fluoreszenzmikroskopische Untersuchungen über Capillarpermeabilität. Z. exper. Med. **129**, 358 (1957).

[438] WITTE, S.: Über die Beobachtung von Permeabilitätsvorgängen. Europ. Konf. Mikrozirkulation Hamburg 1960. Bibl. Anat. **1**, 56.

[439] WOODRUFF, M. F. A., & TH. BOSWELL: The effect of phenergan on homografts of skin and thyreoid in the guinea pig. Brit. J. of plastic surg. **7**, 211 (1954/55).

[440] WRIGHT, W. K.: Repair of chronic central perforation of the tympanic membrane: by repeated acid cautery, by skin grafting. Laryngoscope **66**, 1464 (1956).

[441] WRIGHT, W. K.: Tissues for tympanic grafting. Arch. Otolaryng. (Chicago) **78**, 291 (1963).

[442] WULLSTEIN, H. L.: Funktionelle Operationen im Mittelohr mit Hilfe des freien Spalthauttransplantates. Arch. Ohren- usw. Heilk. u. Z. Hals- usw. Heilk. **161**, 422 (1952).

[443] WULLSTEIN, H. L.: Beitrag in Uffenorde: Anzeige und Ausführung der Eingriffe am Ohr, Nase und Hals. 2. Aufl. Stuttgart (1952).

[444] WULLSTEIN, H. L.: Technik und bisherige Ergebnisse der Tympanoplastik. Mschr. Ohrenheilk. **87**, 308 (1953).

[445] WULLSTEIN, H. L.: Die Tympanoplastik als gehörverbessernde Operation bei Otitis media chronica und ihre Resultate. Proc. V. Int. Congr. ORL (1953).

[446] WULLSTEIN, H. L.: Tympanoplastiken. Soc. Franc. Oto-Rhino-Laryng. Congr. (1954).

[447] WULLSTEIN, H. L.: Technica e resultati della timpanoplastica. Arch. ital. Otol. **65**, 757 (1954).

[448] WULLSTEIN, H. L.: Prognose und Resultate der Tympanoplastik. Acta otolaryng. (Stockh.) **45**, 440 (1955).

[449] WULLSTEIN, H. L.: Technique et résultat de la tympanoplastie. Ann. Otolaryng. (Paris) **72**, 764 (1955).

[450] WULLSTEIN, H. L.: Theory and practice of tympanoplasty. Laryngoscope **66**, 1076 (1956).

[451] WULLSTEIN, H. L.: Die modernen hörverbessernden Operationen. Wiss. Z. Univ. Halle **5**, 987 (1956).

[452] WULLSTEIN, H. L.: Dikussionsbemerkung. Arch. Ohr-, Hals- u. Kehlk. Heilk. **171**, 158 (1957).

[453] WULLSTEIN, H. L.: Die Tympanoplastik und ihre Resultate. Arch. Ohren- usw. Heilk. u. Z. Hals- usw. Heilk. **171**, 84 (1958).

[454] WULLSTEIN, H. L.: Principles of tympanoplasty. Arch. Otolaryng. **71**, 329 (1960).

[455] WULLSTEIN, H. L.: Indication for tympanoplasty. Arch. Otolaryngol. **71**, 380 (1960).

[456] WULLSTEIN, H. L.: Eustachian tube in tympanoplasty. Arch. Otolaryngol. **71**, 380 (1960).

[457] WULLSTEIN, H. L.: Techniques of tympanoplasty. Arch. Otolaryngol. **71**, 451 (1960).

[458] WULLSTEIN, H. L.: Results of tympanoplasty. Arch. Otolaryngol. **71**, 478 (1960).

[459] WULLSTEIN, H. L., O. BANDTLOW, O. KREUTLE & H. G. SCHMITT: Erfahrungen bei der statistischen Auswertung gehörverbessernder Operationen mit dem IBM-Lochkartenverfahren. Acta oto-laryng. (Stockh. **54**, 56 (1962).

[460] WULLSTEIN, H. L.: Tympanoplasty today. Arch. Otolaryng. (Chicago) **76**, 295 (1962).

[461] WUSTROW, F.: Besondere Formen der Tympanoplastik bei Unterbrechung der Schalleitungskette. Arch. Ohr.-Nas.- u. Kehlk. Heilk. **171**, 107 (1957).

[462] YAROSLOWSKY, A. P., & Y. A. ROSET: Free skin graft myringoplasty with the aide of Kolakoltsec's glue. Vestn. Otorino-laring. **20**, 36 (1958).

[463] Z'ALIN, H.: On the fate of skin within the mastoid segment with an account of a new pedicle flap. J. Laryng. **76**, 670 (1962).

[464] ZANGE, J.: Pathologische Anatomie und Physiologie der mittelohrentspringenden Labyrinthentzündungen als Grundlage der Klinik.

[465] ZANGEMEISTER, H. E.: Erfahrungen mit der Probetympanotomie. Arch. Ohr.- Nas.- u. Kehlk. Heilk. **169**, 353 (1956).

[466] ZANGEMEISTER, H. E.: Derzeitiger Stand der Stapeschirurgie. HNO (Berlin) **7**, 206 (1958/59).

[467] ZANGEMEISTER, H. E.: Entwicklung und Ergebnisse von Gebilden der Stapesplastik mittels Bindegewebsinterposition bei Otosclerose Schwerhörigkeit. Mschr. Ohrenheilk. **96**, 353 (1962).

[468] ZAUFALL, E.: Technik der Trepanation des Proc. mastoideus nach Küsterschen Grundsätzen. Arch. Ohrenheilk. **30**, 291 (1890).

[469] ZDRAVEV, P., M. Portmann, G. CLAVERIC & P. GRIMOLDI: A propos des tympans artificiels .Revue de laryng. (Bordeaux) **77**, 865 (1956).

[470] ZEISS, J. M., N. W. NISBET & B. H. HESLOP: Studies of transference of bone. Brit. J. of experim. pathol. **41**, 345 (1960).

[471] ZÖLLNER, F.: Chirurgische Eingriffe bei Ohrensausen. Arch. Ohr.- Nas.- u. Kehlk. Heilk. **158**, 443 (1950).

[472] ZÖLLNER, F.: Eingriffe bei Gehörgangs- und Mittelohrmißbildungen.

[473] ZÖLLNER, F.: Die Radikaloperation mit besonderem Bezug auf die Hörfunktion. Zschr. Laryng. **30**, 104 (1951).

[474] ZÖLLNER, F.: Die bisherigen Ergebnisse der Schallsondeuntersuchung. Arch. Ohr.- Nase- u. Kehlk. Heilk. **159**, 358 (1951).

[475] ZÖLLNER, F.: Plastische Eingriffe an den Labyrinthfenstern. Arch. Ohren- usw. Heilk. u. Z. Hals- usw. Heilk. **161**, 414 (1952).

[476] ZÖLLNER, F.: Hörverbessernde Eingriffe am Schalleitungsapparat. Proceedings des d. V. Internat. Congr. Amsterdam, S. 119 (1953).

[477] ZÖLLNER, F.: Technische Chirurgie per il meglioramento della conduzione dei suoni dopo operatione radicale. Arch. ital. otol. **64**, 455 (1953).

[478] ZÖLLNER, F.: Die Schalleitungsplastiken. Acta Oto-laryng. (Stockh.) **44**, 370 (1954).

[479] ZÖLLNER, F.: The principles of plastic surgery of the sound-conducting ap-

paratus. J. Laryng. Otol. **69**, 637 (1955).

[480] ZÖLLNER, F.: Die Schalleitungsplastiken. Acta Oto-laryng. (Stockh.) **45**, 168 (1955).

[481] ZÖLLNER, F.: Tympanosclerosis. J. Laryng. **70**, 77· (1956).

[482] ZÖLLNER, F.: Hörverbessernde Operationen bei entzündlich bedingten Mittelohrveränderungen. Arch. Ohren- usw. Heilk. u. Z. Hals- usw. Heilk. **171**, 1 (1957).

[483] ZÖLLNER, F.: The meatoantrotomy. Ann. otol. (St. Louis) **66**, 547 (1957).

[484] ZÖLLNER, F.: Tympanosclerosis. Arch. Otolaryng. **78**, 538 (1963).

[485] ZÖLLNER, F.: Knochenbildung aus Periosthautlappen bei Tympanoplastik. Mschr. Ohrenheilk. **97**, 51 (1963).

[486] ZÖLLNER, F.: Therapy of eustachian tube. Arch. Otolaryng. **78**, 394 (1963)

[487] ZÖLLNER, F., & C. BECK: Die Paukensklerose. Z. Laryng. Rhinol. **34**, 137 (1955).

[488] ZOLTÁN, J.: Die Anwendung des Spalthautlappens in der Chirurgie. Jena 1962.

[489] ZURBUCHEN, P., A. J. HELD & M. SPIRGI: Les homogreffons des cartilage lyophilisés et leur application en chirurgie stomatologie. Schweiz. Mschr. Zahnheilk. **69**, 703 (1959).

Sachregister

H

I

K

L

M

N

O

P

Q

R

March

Fehlerquellen medizinischer Begutachtung

Fälle und Probleme

von Dr. HANS MARCH

Oktav. XII, 356 Seiten. 1969. Plastik flexibel DM 28,—

Es werden in dieser Gutachtensammlung beispielhaft Formen bedenklicher Lücken und Mängel ärztlicher Schulung, ärztlicher Sorgfaltspflicht und ärztlichen Haltungsstils aufgezeigt. Es lohnt, sich in die Thematik zu vertiefen, für all' die Ärzte, die mehr oder minder häufig gutachtlich tätig sind.

Der Medizinalbeamte

Oeser — Schumacher — Ernst — Frost

Atlas der Szintigraphie

Einführung, Technik und Praxis

von Prof. Dr. med. HEINZ OESER, Dr. med. WERNER SCHUMACHER,
Privatdozent Dr. med. HELMUT ERNST, Privatdozent Dr.-Ing. DIETRICH FROST

Grundwerk:
Mit 358, z. T. mehrfarbigen Abbildungen. 19,5 × 27,5 cm. X, 294 Seiten. 1969.
Mit Ergänzung 1970. 38 Seiten. In Ringordner DM 228,—

(Ergänzung einzeln DM 38,—)
Weitere Ergänzungen sind geplant

Ein Standardwerk, das in den kommenden Jahren eine wesentliche Rolle in der Nuklearmedizin, nicht nur bei der Belehrung von Nachwuchs, spielen dürfte.
Dieses umfassende, überaus klar und übersichtlich gegliederte Buch sollte auf keiner nuklearmedizinischen Abteilung fehlen. Es ist als Nachschlagewerk für den praktisch Erfahrenen seiner Vollständigkeit wegen ebenso wertvoll wie zum „Lesen-Lernen“ der Bilder für den noch Ungeübten, da in dieser Form als Atlas das Szintigramm im Vordergrund steht.

Monatskurse für ärztliche Fortbildung

Walter de Gruyter & Co · Berlin

FSC
www.fsc.org
MIX
Papier | Fördert
gute Waldnutzung
FSC® C083411

Zeitfracht Medien GmbH
Ferdinand-Jühlke-Straße 7
99095 Erfurt, Deutschland
produktsicherheit@kolibri360.de